ナースのための
コーチング活用術

・・・・・・・・・・・・・・・・・・・・・・・・・・・・・

編著＝柳澤　厚生　杏林大学保健学部臨床内科教授・コーチ

著＝日野原万記　コーチ

　　井原恵津子　コーチ

　　清野健太郎　コーチ

　　磯　さやか　イラストレーター

医学書院

ナースのためのコーチング活用術

発　行	2003年11月15日　第1版第1刷©
	2005年　9月15日　第1版第5刷

編　著　柳澤厚生
　　　　やなぎさわあつお

著　者　日野原万記・井原恵津子・清野健太郎・磯さやか
　　　　ひのはらまき　いはらえつこ　せいのけんたろう　いそ

発行者　株式会社　医学書院
　　　　　代表取締役　金原　優
　　　　　〒113-8719　東京都文京区本郷5-24-3
　　　　　電話 03-3817-5600（社内案内）

組　版　さくら工芸社
印刷・製本　三美印刷

本書の複製権・翻訳権・上映権・譲渡権・公衆送信権（送信可能化権を含む）
は㈱医学書院が保有します．

ISBN 4-260-33307-0　Y1800

JCLS 〈㈱日本著作出版権管理システム委託出版物〉
本書の無断複写は著作権法上での例外を除き，禁じられています．
複写される場合は，そのつど事前に㈱日本著作出版権管理システム
（電話 03-3817-5670, FAX 03-3815-8199）の許諾を得てください．

推薦の序

　日本には医師数は25万人，それに対して看護師・准看護師は104万人，保健師は3万人が病院や診療所，老健施設，老人ホームで働いている。私が理事長をしている聖路加国際病院は510床の総合病院で，1200名余りの職員の中の約600人は看護職である。どこの医療機関でも，医師や薬剤師の数に比べて看護職の数は圧倒的に多い。日本では，この看護職がどのようにその施設の設立目的に添って，患者や老人に感謝される暖かい医療を提供できているだろうか。

　一般の企業では社員の働きの能率化や協力体制の向上のためには，早くから人事課を中心に様々なオリエンテーション・コースや教育セミナーが持たれている。この中で1990年頃からコーチングという方法論が取り上げられるようになり，指導者教育や社員教育に非常に大きな成果を上げている。

　本書の著者の中で中心的存在である柳澤厚生教授は1987年に米国ジェファーソン大学に留学されたが，医学だけでなく，病院の経営や職員の業務の質的評価に非常な興味をもってこられた。日本に帰られてから，日本コーチ協会の理事長を務め，また杏林大学の大学院でもコーチング法を体系的に教えてこられた。先生は日本における指導のコーチング方略のパイオニアと言えよう。

　コーチングは，米国では1990年代にはビジネスの世界で爆発的に広まった。コーチングと言うのは，企業人が部下を養成する場合に上手な人間同士のコミュニケーションを利用し，個人のもつ潜在能力や性格の特徴を上手に引き出し，彼らの自主的行動力を引き出し，伸ばして，発展させるものである。まさに人を育てる上手な対人的技法がこのコーチング法である。

　コーチ（coach）と言うのは，競技選手のコーチと同じ言葉であり，また馬車もコーチと呼ばれている。コーチング法では指導する人も指導される人も一緒に馬車に乗って隣同士で座って会話を交わしながらコミュニケーションを取り合っているうちに，問題解決の方法が自然に浮き上がってくるのである。決して命令したり，教えられたりするのではなく，指導者やマネジャーは相手に自分の行くべき方向を心の中に湧き起こらせるといった手法で育てていくのである。

　病院やクリニック，老人ホームなどで働くナースが掲げる目標に向かう時に上司からの命令でなく自ら問題を解き，自主的に行動できるようにさせるのがコーチングである。ナースの仕事はチーム医療であることが多い。医療施設で

は様々の年齢や性格のナースが働いている。彼らが自分自身の行動を学習していくには，その職場にコーチングをマスターした指導的ナースが必要であり，いなければ外部からコンサルタントとしてのコーチを迎えて施設内のナースの仕事のやり方や身のこなしを刷新させるべきだと思う。その意味で本書を看護界で働くナースに広く推薦したい。

平成15年秋

聖路加国際病院理事長
日野原重明

序文

　コーチングが日本に入ってからまだ数年の歳月しか経っていない。その当時に私たちがコーチングの話題を提供しても，「何のスポーツのコーチですか？」と聞かれることがたびたびあった。ところが今やコーチングはビジネス界で爆発的に広がっている。人材育成に関わる企業人でコーチングを知らない人はもはや皆無と言えよう。

　私たちは「コーチングは相手の自発的な行動を促すコミュニケーションの技術」であることから，医療分野にも必ず普及するであろうと予想していた。すでに米国ではコーチングが医療経営戦略から医療スタッフの教育まで普及する兆しを見せていたのである。

　その米国においてこの1年間に看護師におけるコーチングの位置づけが大きく変化した。熟練した看護師を病院が採用する時の条件の一つにコーチングが加えられたのである。ボストンにあるハーバード大学医学部関連病院として有名な Brigham and Women's Hosptal やナッシュビルにある Vanderbilt 大学医学部関連病院の Vanderbilt Children Hospital では看護師のインターン教育プログラムに，経験の豊かな指導者クラスの看護師によるマンツーマンのコーチングを採用している。おそらく数年以内にこの流れが日本でも必ず起きてくると思われる。そういう意味でまさに本書をタイムリーな時期に医療界に提供ができたと思う。

　私たちが看護教育セミナーや病院内研修でコーチングの講習をする過程で気がついたことが三つある。一つは参加した看護師たちが一般のビジネス・コーチングの研修に参加する人たちよりも高いレベルのパーソナル・ファンデーション（個人基盤）を持っていることである。看護師たちは学習意欲が高く，常に問題意識を持ち，まじめに前向きに取り組んでいるのである。二つ目は，看護師たちが抱えるトラブルやストレスの原因が患者との関係に起因するのではなく，その多くは職場のリーダーシップやコミュニケーションに起因していることだったのである。三つ目は，私たちがコーチングを教えることで職場のリーダーシップやコミュニケーションが改善し，トラブルや問題点が解決され，彼らのストレスを減らしていく効果があったことである。

　このことから私たちは次のように考えたのである。リーダーの経験のある看護師はこれまでに受けてきた他の研修によって，もともとリーダーシップやコ

ミュニケーションの十分な知識を持っていたのである．ところがせっかくの知識を持ちながら，それを十分に現場で活用して行動を起こすところまで技術を落とし込めていなかったのである．ところが彼らは私たちからコーチングの技術を習得することによって今までの知識を活用し，行動に移し，トラブルや問題点を解決していったのである．そう言った意味でもベテランの看護師のみならず，将来はリーダーを目指そうという若い看護師に本書の精読を奨めたい

現在，日本では米国大手の Coach University と Coach Training Institute の二社のプログラムを主流に，いくつかの特徴あるコーチングのプログラムが提供されている．その中にあって私たちは，本書をより日本の看護師の現状に合わせたプログラム構成にした．そして「読みやすい，理解しやすい，記憶に残りやすい」をコンセプトに磯さやかさんのイラストによって，私たちの思いのすべてを本書に注ぐことができた．本書が看護師にコーチングを普及させる原動力になることを希望して止まない．

本書を刊行するにあたり，日本中の看護師にコーチングを広めようという私たちの願いを親身になってご支援していただいている，聖路加国際病院理事長の日野原重明先生に心からの敬意を表します．また本書の重要部分である「4つのタイプ分け」インベントリーの簡易版の掲載を快諾していただいた株式会社コーチ21代表の伊藤守氏に謝意を表します．そして最後に，本書を執筆するにあたり，私たちのわがままを常に忍耐をもって受け容れて下さった医学書院の藤居尚子女史に深く感謝いたします．

平成15年11月

柳澤厚生・日野原万記・井原恵津子・清野健太郎

目 次

第1章 ナースの新しい武器は『コーチング』!

Lesson 1
「コーチング」ってなに？ 2
コーチング・コミュニケーションが患者の意識を変える 2

Lesson 2
「コーチング」の歴史 6
「コーチング」の語源 6
「コーチング」とビジネス 6
日本でも「コーチング」が広まる 8
医療分野におけるコーチングの導入 8

Lesson 3
ナースと患者のコーチング・コミュニケーション 10
なぜ患者とのコミュニケーションのトラブルは増えているの？ 10
患者さんが専門知識を持てるようになった 12
アメリカ医師会の警鐘 13
21世紀は患者さんとの関係をコーチングで構築する 14

Lesson 4
上司と部下のコーチング・コミュニケーション 16
20世紀型の「上司と部下の関係」の崩壊 16
医学の進歩によって新しい「上司と部下の関係」が求められている 17
21世紀は上司・部下の関係をコーチングで構築する 18
「あなたならどうしますか？」と聞くだけで部下は大きく成長する 19

第2章 コーチングの基本スキルを使ってみよう

Lesson 5
コーチングの基本的考え方 22
声に出して話すことが自分の頭の中で問題点を整理する 22
コーチングの基本ステップ 24

Lesson 6
「目標設定」のスキル 28
「目的」と「目標」 28
目標設定の条件 28
目標管理制度（MBO）とコーチング 32

Lesson 7
「ラポール（親密感）」をつくるスキル 33
　ペーシング　33
　ミラーリング　35

Lesson 8
「環境を整える」スキル 36
　コーチングに理想的な環境をつくる　36

Lesson 9
「傾聴」のスキル 40
　人は誰でも聴いてもらいたいと思っている　40
　「聞く」と「聴く」　40
　「傾聴」とは　42
　「傾聴」の効果　42
　「傾聴」のための効果的スキル　42

Lesson 10
「承認」のスキル 50
　承認の種類　50
　「承認」のスキルを身につける方法　51

Lesson 11
「質問」のスキル 55
　「質問」は誰のためのもの？　55
　「質問」には目的がある　55
　コーチングで活用したい質問の種類と特徴　57

Lesson 12
「提案」のスキル 62
　「提案」の効果的なスキル　62

第3章　**タイプ別コーチングでレベルアップ**

Lesson 13
タイプ別コーチング【タイプ分けの方法】 68
　相手のタイプに合わせたコミュニケーションのすすめ　68
　「4つのタイプ分け」の方法　68

Lesson 14
「親分肌」のコントローラータイプ 75

コントローラータイプ（支配型）について　75
　　　コントローラータイプとの接し方　76

Lesson 15
「目立ちたがり屋」のプロモータータイプ　80
　　　プロモータータイプ（促進型）について　80
　　　プロモータータイプとの接し方　82

Lesson 16
「人の和」を大事にするサポータータイプ　86
　　　サポータータイプ（支援型）について　86
　　　サポータータイプとの接し方　88

Lesson 17
「冷静沈着」アナライザータイプ　91
　　　アナライザータイプ（分析型）について　91
　　　アナライザータイプとの接し方　92

Lesson 18
これは使える！患者さんのタイプ別コミュニケーション　97
　　　コントローラータイプ（支配型）の患者　97
　　　プロモータータイプ（促進型）の患者　99
　　　サポータータイプ（支援型）の患者　100
　　　アナライザータイプ（分析型）の患者　101

第4章　ちょっとハイレベルな知識とスキルを使う

Lesson 19
コミュニケーションの見直し　104
　　　コミュニケーションとは「共有すること」　104
　　　「聞く」時間がコミュニケーションの半分を占めている　104
　　　話の内容よりも声や身振りのほうが相手のインパクトは強い　105

Lesson 20
自己理解と他者理解「ジョハリの窓」　107
　　　ジョハリの窓　107

Lesson 21
「比喩」のスキル　111
　　　比喩とは　111
　　　「比喩」の質問・承認・提案　112

Lesson 22
「リフレーミング」のスキル　114
　リフレーミングの事例　114
　リフレーミングの種類　116

Lesson 23
「アンカリング（錨をおろす）」のスキル　118
　アンカリングの事例　120

Lesson 24
GROWモデル　123
　【Goal】目標を明確にする　123
　【Reality】現状を把握する　126
　【Options】方法を選ぶ　126
　【Will】目標達成の意思の確認　127

第5章 コーチングを使いこなそう

Lesson 25
クイック・コーチング　130
　クイック・コーチング　130
　部下を育てるたった一言「君ならどうしますか？」　134

Lesson 26
会議でコーチングを使う　135
　コーチング・スタイルの会議の流れ　136
　具体的な進め方　136

Lesson 27
看護学生の教育にコーチングを使う　145
　コーチングのスタイル　145
　実習・卒業研究のパーソナル・コーチング　147

付録　150
著者紹介　152
索引　154

第1章

ナースの新しい武器は『コーチング』!

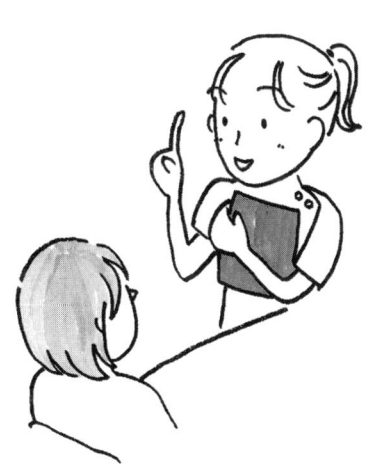

Lesson 1

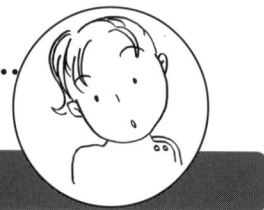

「コーチング」ってなに？

　「コーチング」とは「相手の自発的な行動を促すコミュニケーションの技術」です。これまでにもあなたは部下やチームの同僚，患者さんがなかなか自分の思うように行動をしてくれない，あるいはまったく動いてくれないと感じた経験があることと思います。その時にあなたは「私がこんなに一生懸命なのに，どうして言うとおりに行動してくれないんだろう」と悩んでしまいます。

　私たちはナースのあなたが「コーチング」というコミュニケーションの技術を身につけることを提案しています。「コーチング」の技術を使った会話（コミュニケーション）をするだけで，なんと部下やチームの同僚，患者さんに自分から行動を起こさせることができます。

　多くの場合，ゴール（目標）を達成したり，障害を打開するための答えや能力は，その人自身が持っています。「コーチング」では「質問」や「提案」，「承認」などのスキルを使って相手の考えや能力，知識などを引き出します。あなたの「コーチング」によって，相手は自分のゴールを達成するために一番よい方法について考え，確実に行動を起こします。ここまでくると，あとはあなたはゴールに向かう相手を横からサポートするだけでいいのです。

■ コーチング・コミュニケーションが患者の意識を変える

　あなたがコーチング技術を身につけると，どんな成果が手に入るでしょう。そこでコーチングをわかりやすくイメージできるように，最近の事例を紹介しましょう。まずはこれを読んでコーチングの可能性を感じてください。

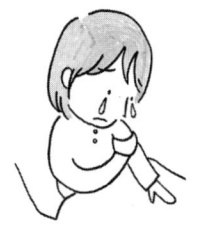

1　主婦の由香さんは脳梗塞で緊急入院しました。でも治療の甲斐なく左片麻痺が残りました。由香さんはとってもショックで，落ち込んでいました。

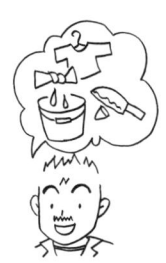

2 ある日，主治医が由香さんの病室に来て言いました。
　　主治医　「今日からリハビリを始めます。家に帰って家事ができることをリハビリの目標にしましょう。」

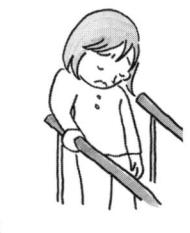

3 こうしてリハビリを開始しましたが，思うとおりにリハビリが進みませんでした。落ち込んでうつ状態になっていたのが原因のようです。

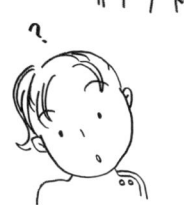

4 みかねて担当のナースが由香さんのところに来て聞きました。
　　ナース　「由香さんは家事のなかで何がいちばん好きなのかしら？」

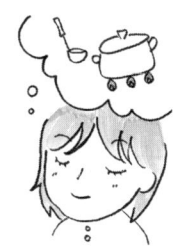

5 由香さん「そう，炊事，洗濯，掃除のなかでは炊事かしら。台所に立って料理しているととっても幸せなの。」
　　ナース　「それなら台所で料理ができるのをリハビリの目標にしませんか。」
　　由香さん「ええ，やってみます。」

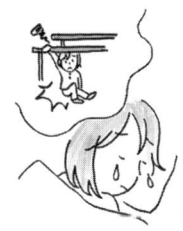

6 再び由香さんはリハビリに戻りましたが，やっぱり思うように回復が進みませんでした。

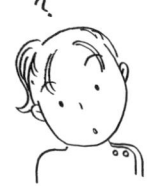

7 担当のナースは落ち込んでいる由香さんに聞きました。
　　ナース　「由香さん，料理をしていると幸せなのはどうしてかしら？」

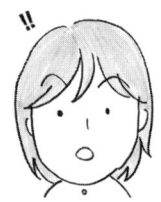

8 由香さん 「どうしてって…」（しばらく考えてから
ハッとしたように…）

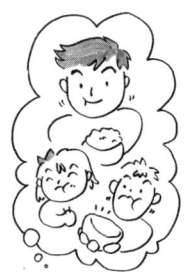

9 由香さん 「私って，主人や子供たちが私の料理をいっぱい食べてくれて，笑顔で『おいしいよ，ママ』とか『ねえ，おかわり』って言ってくれるとすごくうれしいんです。その時はとってもとっても幸せいっぱいな気持ちになるんです。」

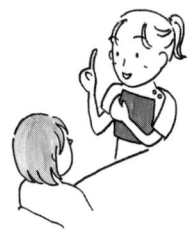

10 ナース 「とっても素敵！ねえ，由香さん。一つ提案していいですか。」
由香さん 「ええ」
ナース 「『料理を作ってご主人とお子様の笑顔を手に入れる』を由香さんのリハビリのゴールにしませんか。」

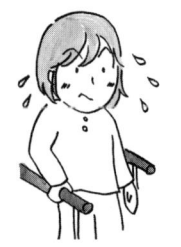

11 由香さん 「はい！すごくできそうな感じがします。やってみます。」

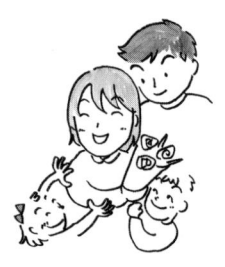

12 由香さんは明るくなり，リハビリも順調に進みました。担当のナースは由香さんの家族のことや由香さんが家に帰って作りたい料理のことを話題にするようにしました。こうして由香さんはリハビリもどんどん進み，元気で退院することができました。

由香さんの事例を解説しましょう。
　まず，由香さんの主治医は「家事」をリハビリテーションのゴールにしまし

た．これは専門家でもある主治医から患者である由香さんへの一方的な『指示』でした．残念ながら病気のショックで落ち込んでいる由香さんにとって「家事をできるようにする」ではモチベーション（意欲）が高まらなかったようです．

　ここで，経験のあるナースは「家事のなかで何がいちばん好きなのかしら？」とリハビリテーションがうまくいかない由香さんに聞いて，「台所で料理をするのが好き」という言葉を引き出して，それをゴールにしました．でも由香さんはそれでもモチベーションは上がりませんでした．ここでコーチングのスキルを身につけていると，「台所で料理をしていると**幸せなのはどうしてですか？**」とさらに深いレベルで由香さんに聞くことができます．

　家事のなかで料理を作るのが好きな方はたくさんいますが，「なぜ好きなのか」は人によってちがうものです．ある人は「新しい料理を創るのが好き」であったり，またある人は由香さんのように自分の料理を「食べてもらうのが好き」という人もいます．由香さんはナースに**「幸せなのはどうしてですか？」**と聞かれて初めて，自分が料理を作るのは「家族の笑顔」のためだと気がついたのです．由香さんにとって「料理と家族の笑顔」は自分の人生にとても大切なものだったのです．自分が本当に手に入れたいものが「家族の笑顔」であると気づいた由香さんの，その後のリハビリテーションに励む姿は誰の目にもとっても一生懸命に見えました．

　この時に由香さんをコーチングしたナースは本書にあるコーチングのスキルのなかで，「質問」，「傾聴」，「承認」，「提案」の4つの基本的なスキルを使っています．

　「コーチング」はコーチングをする相手の目標，意欲，能力を引き出すコミュニケーション技術です．コーチングのテーマは医療チームなら「チームワーク」，「効率的な仕事」，「部下の成長」，「マネジメント」，「リーダーシップ」など，患者さんなら「人生設計の再構築」，「病気の自己管理」，「家族との関係」など広い範囲です．

　時にはコーチングをされることによって由香さんのように初めて自分の真の目標を引き出されることもあります．あなたがコーチングを身につけることで患者さんや部下・同僚だけでなく，あなた自身が自分にコーチングを始めるようになります．これは「セルフ・コーチング」と呼ばれているもので，コーチングを学ぶうちに自然に身につけていくことができます．あなたにとってコーチングは，「キャリア・アップ」，「自己成長」，「人生設計」を実現するための素晴らしいツールとなります．

Lesson 2

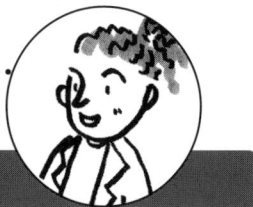

「コーチング」の歴史

■「コーチング」の語源

　「コーチ」というとテニス，水泳，ゴルフなど一流のスポーツ選手についている「コーチ」が思い浮かびます。もともとの語源をたどると，1500年代に「コーチ（coach）」は「馬車」をさす言葉として使われていました。そこには「大切な人をその人の望むところに届ける」という意味があります。

　スポーツ競技のコーチとして定着したのは，1800年代の終わりにイギリスでボート競技の指導者をコーチと呼ぶようになってからです。しだいにスポーツ競技の指導者をコーチと呼ぶように広がっていきました。

■「コーチング」とビジネス

　1950年代にハーバード大学では，ビジネスマネジメントの大事なスキルとして「コーチング」という言葉を使っています。1980年代になって，アメリカのビジネス界では経営者やマネジャーにつく「コーチ」が生まれました。

　コーチングは，コーチの養成をするバーチャル大学，コーチユニバーシティの創立者，トーマス・レナード氏によって生み出されたのです。会計士でファイナンシャルプランナーであったレナード氏は，クライアントが人生の目標や計画を立てる助けを必要としていることに気がつきました。「自分が本当にしたいことをするため，すばらしい将来を築くためにちょっとした手助けが必要な人はたくさんいる」と感じたレナード氏は，1982年にライフプランニング（人生計画）セミナーを開始，のちにコーチングと改名しました。こうして1990年に入ると，アメリカのビジネス界に爆発的に「コーチング」が広まったのです。

　IBMを始めとする一流企業はコーチを雇い，重役やマネジャークラスにつけることで業績を上げるようになりました。ある会社は販売マネジャーにセールス技術の講習を受けさせて，業績を20％も上げることができました。ところがさらに「コーチング」の講習を受けさせたところ，業績はさらに120％も上がったのです。そして，「コーチング」という「コーチ」が使うコミュニケーション技術を企業内に導入する動きが加速され，次々と成果を上げる会社が現れたのです。

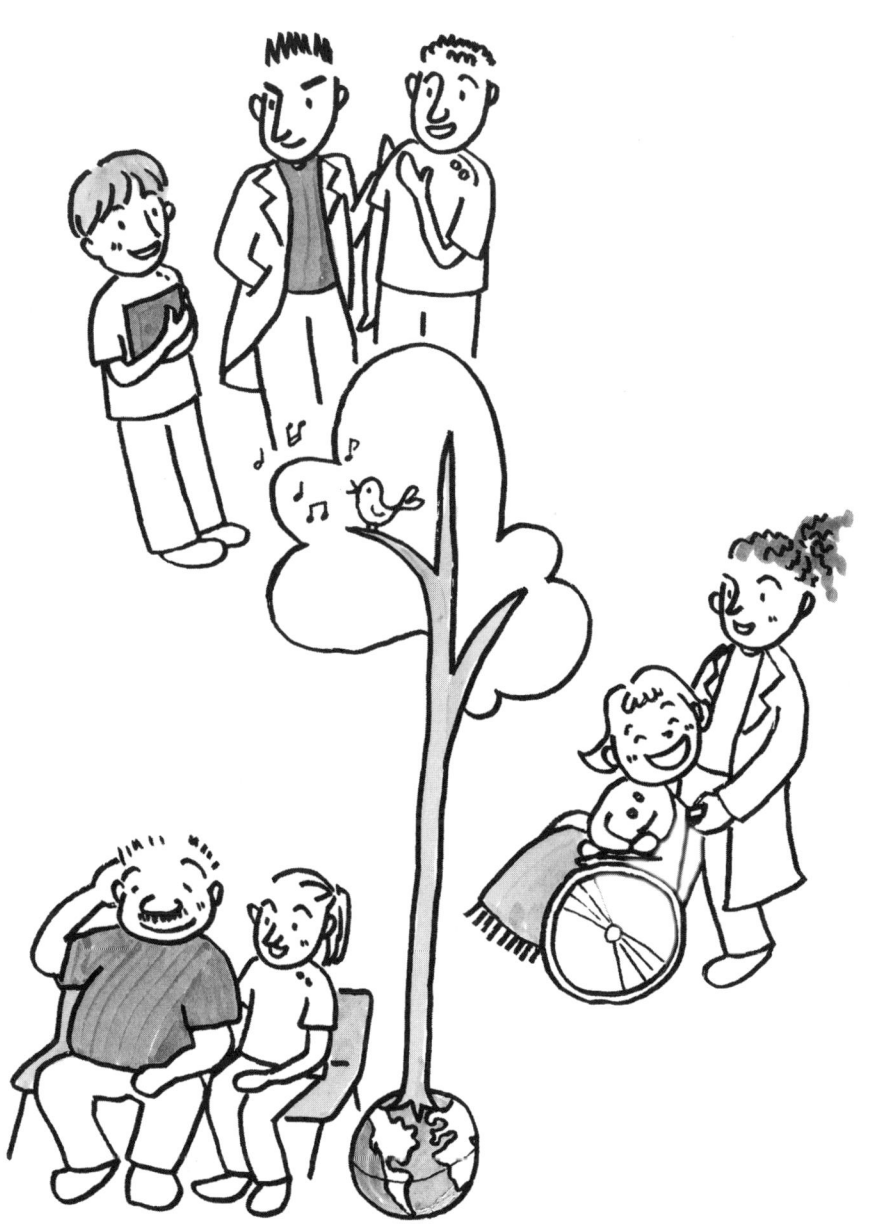

欧米では医療の現場でナースがコーチングを活用している

Lesson 2 「コーチング」の歴史

アメリカの事業家であれば誰もが購読している有名なフォーチュン誌は，2000年2月号で「So You're Player. Do You Need a Coach？（経営者のあなたはスポーツでいえば選手ですね。どうです，コーチを雇いませんか？）」という記事を掲載し，コーチングのビジネス界への貢献を絶賛しています。

■ 日本でも「コーチング」が広まる

　1990年代後半に，個人の自発的な行動を促進する「コーチング」の技術は日本のビジネス界にも注目されるようになりました。ビジネスや個人の人生設計についてコーチングするプロのコーチを育成する会社が生まれ，コーチングの健全な普及をめざす非営利特定（NPO）法人日本コーチ協会も誕生しました。

　2000年までの日本では，「コーチ」という言葉はスポーツ競技だけのものでした。ところが21世紀を迎え，いまやどの書店にも「コーチング」関連の書籍コーナーが置かれてます。たかが数年もたたないうちにこれだけ広がることは想像できませんでした。そういう大きな動きの中でビジネス主体のコーチングが医療の分野にも広がってきたのです。

■ 医療分野におけるコーチングの導入

　このような世界の大きな動きの中でビジネス主体のコーチングが医療の分野にも広がってきたのです。医療の分野でナースが関わっているコーチングの報告を紹介しましょう。

・コーチングで高脂血症患者のコレステロールが低下した

　コーチングを患者の管理に採用してすばらしい成果を上げた報告があります。2002年にオーストラリアのメルボルン市にある聖ビンセント病院循環器科では，虚血性心臓病でコレステロールの高い患者のフォローアップに，電話によるコーチングを採用しました。その結果，コレステロールの大幅な改善が見られたと報告しています。彼ら（研究チーム）はコーチングによって患者の治療意欲が高まって服薬率が高くなり，自ら積極的に食事療法に取り組むようになったのだろうと結論しています。

・コーチングでリハビリ患者の回復が早くなった

　オーストラリアのウエスタン・シドニー大学リハビリテーション看護学科の調査では，ナースによるコーチングがリハビリテーション中の患者の回復を早めて

いると報告しています。コーチングによって患者がリハビリテーションのゴールを明確化し，それに到達するために自らがトレーニングに前向きに取り込んでいるからだろうと推察しています。同じような試みをアメリカのフィラデルフィア市にあるメインライン・リハビリテーションセンターでも採用して成果を上げています。

　カリフォルニア州サクラメント市ではカリフォルニア大学とタイアップして，リタイアした高齢者向けのコミュニティ健康増進プログラムを推進しました。このプログラムでは，ナースによるコーチング・セッションを採用しています。ナースによるコーチングによってプログラムに参加した市民の健康意識が高まり，日常の運動習慣，食事，健康感など生活の質（QOL）が有意に高くなったそうです。

・ナースによるがん患者へのコーチング・サポート

　カナダのニューファウンダーランドがん研究所では，ナースによる患者と家族へのアプローチにコーチングを取り入れて成果を上げています。そのほか，がん患者の人生の再設計や疼痛に対するトレーニングにもコーチングが役に立っていると報告されています。最近ではがん患者へのコーチング技術を学ぶナースのためのプログラムも開かれるようになりました。

Lesson 3

ナースと患者のコーチング・コミュニケーション

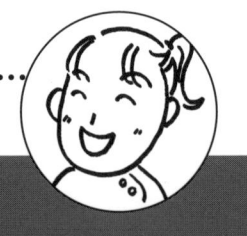

　アメリカのビジネス界で広がった「コーチング」は，徐々にアメリカの医療界にも浸透していきました。医療界への「コーチング」の導入はナースの貢献が高かったようです。まずは看護チームのコミュニケーションやリーダーシップ・トレーニングへ「コーチング」が導入され，すばらしい成果を上げました。「コーチング」のスキルを学んだナースたちから，しだいに患者さんとのコミュニケーションに「コーチング」を用いる動きが広がっていったのです。特にがん患者の「生きる」ことへのモチベーション，あるいは「人生の再構築」を考えてもらうコミュニケーションとして「コーチング」が注目を浴びました。こうした流れのなかで，日本でもナースの間にコーチングの評判が高まってきています。そうした背景には日本独特の医療事情があるのです。

■ なぜ患者とのコミュニケーションのトラブルは増えているの？

　医師対患者のトラブルはいまや日常茶飯事に起きています。その多くは「十分な説明をしてくれない」，「態度が悪い」，「患者をバカにしている」等々，医療の本質ではないコミュニケーションのトラブルです。同じようなトラブルはナース，薬剤師，栄養士，事務職の現場にもみられています。これが新人ならともかく，ベテランにもこの種のトラブルが増えてきているのが最近の特徴です。

　いったい何が起きているのでしょう？「昔より医療従事者のコミュニケーション能力が低下した」とか「患者の権利意識が強くなった」と言われていますが，それだけではない大きな変革が起きていると私たちは考えています。

　これまで患者さんが医療専門職である私たちの言葉に従順に従ってきたのは，私たちが多くの専門知識を持っていたからです。私も金融の専門家に対してはなかなか反論もできません。いくら金融の専門家が「あなたとは対等です」と言われても，相手の専門知識の前には従順にならざるを得ないのです。昔から患者さんとの間は対等であると言われていました。でも医療情報の片寄りという厳然たる格差が患者さんとの間にあったのです。医療情報のアンバランスが患者さんを従順にさせていたのです。これが「私は専門家」と言って，ただ威張っているだ

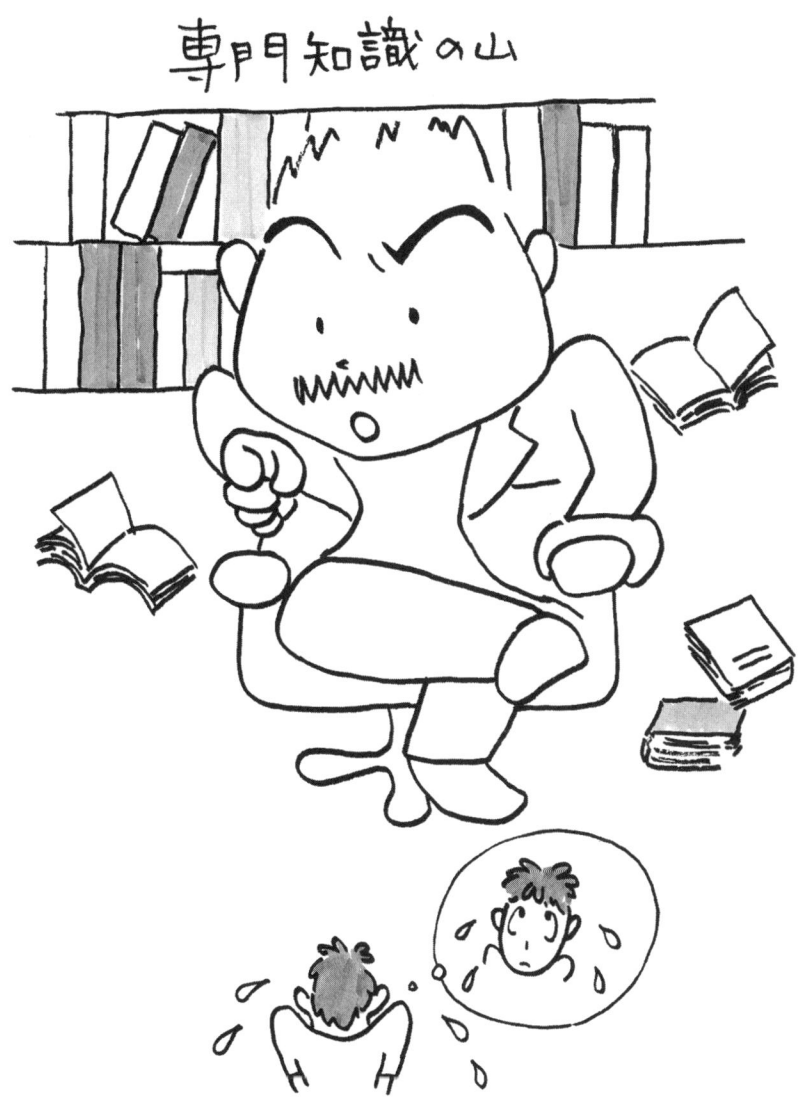

【20世紀の医師と患者の関係】
専門知識を持っている医師が患者を支配した

けの医療従事者をはびこらせる土壌を作ってしまったのです。

■ 患者さんが専門知識を持てるようになった

　ところが，21世紀になって医療従事者と患者さんの関係に大きな構造的変化が起きました。あなたの周りはインターネットやテレビ，書籍によって，山のような情報が溢れています。欲しいと思う情報はいつでも手に入り，世界中の商品が電話やメール1本で注文できます。お金さえ許せば欲しいもので手に入らないものはありません。医療情報も同じです。

　今や，インターネットやテレビ，書籍を通じて患者さんは医療従事者と同じレベルの医療知識を持つことができるのです。医療情報が自由に手に入ることによって，これまで従順であった患者さんの意識が変わり始めました。自分が受けている医療が自分に合っているか検証を始めたのです。自分の病気に関わる情報だけを集中して掘り下げるのですから，相当内容の濃い情報が集まります。もっとも，そのなかにはテレビ番組や健康雑誌など，あなたが日ごろ目に入れることのない健康知識も含まれますので，知識といってもバラエティに富んでいて，しかも玉石混交状態です。

　一方で，私たちに入ってくる医療情報も膨大になりました。医学の進歩は猛烈に速く，その情報量は私たちの記憶容量をはるかに越えています。現場では自分の働いている診療科に関わる知識だけで手いっぱいとなり，その他は広くて浅い知識にならざるをえません。

　具体的な例をあげてみましょう。

「グレープフルーツジュースを飲むと降圧薬であるカルシウム拮抗薬の作用が増強するから，これを服用する人は注意しなければならない。」

　これはあなたも患者もよく知っている情報です。でもついこの間までは一般的ではありませんでした。この情報を知らないナースも医師もたくさんいました。ところが，多くの健康雑誌では前からこの情報を取り上げていたので，このことを知っている患者さんは多かったのです。この情報は外来の待合室で患者さんから患者さんに広まっていきました。

　こうして日本中でこんな会話が交わされたのです。

患者　　「あの?，私の飲んでいる薬はグレープフルーツジュースを飲んでも平

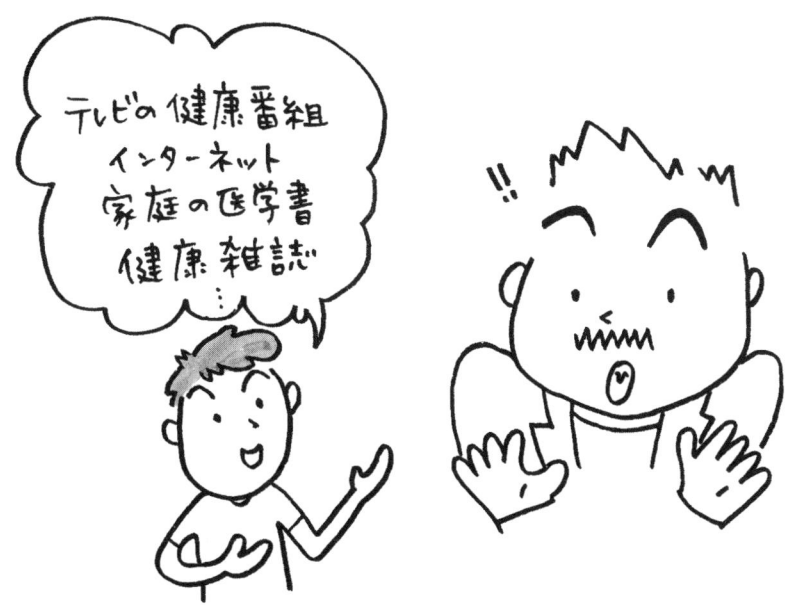

21世紀は患者も専門知識を持つようになった

　　　　気ですか？」
医師　「へっ…？」（なに，それっ…）
患者　「………」（え〜，お医者さんなのに知らないんだ）

　グレープフルーツに限らず，これと似たようなことは患者さんとナース，あるいは薬剤師との間でも起きていました。患者さんは自分の病気に関する情報だけ集めればいいのですから，自分の病気の専門家に簡単になることができます。でも私たちは一つの病気の知識だけというわけにはいかないので，専門以外に関してはどうしても広く浅い知識になります。こうなると，私たちの知識の浅さなんてマニアックに情報を集めて勉強している患者さんにはすぐにばれてしまいます。そう，医療情報の片寄りによって支えられていた旧来の私たちと患者さんの関係は構造的に崩壊したのです。

■ アメリカ医師会の警鐘
　これを象徴するように20世紀の最後の年，2000年に米国医師会はJAMA (Journal of American Medical Association) 誌上において会員医師に向けて警鐘を鳴らしたのです。

「20世紀は医師と病院が医療情報を独占することによって国民を支配していた。しかし今や国民はインターネットや多彩なメディアを通じて医療情報を自由に手に入れることができる。21世紀では東洋医学，代替療法，ハーブなどの多くの健康を手に入れる方法があることを国民が知り，医師と病院はもはや健康になるための単なる選択肢の一つにすぎなくなる。」

まさに21世紀の私たちと患者さんの関係を示しています。

20世紀は，豊富な医療情報を背景にした私たちの言葉を患者さんは多かれ少なかれ「指示・命令」と解釈していました。21世紀は患者さんから「指示・命令」に解釈されないような関係の構築が望まれます。それではどのような新しい関係が理想なのでしょう。

■ 21世紀は患者さんとの関係をコーチングで構築する

患者さんが自分から医療情報を手に入れて，自分の健康を管理していくのは素晴らしいことです。ところが，患者さんはいくら情報を手にしても，なかなか行動を起こせないのです。「知識の山と行動の山の間にある大きな谷間」が存在するのです。そこに私たちの大事な役割があります。知識を手に入れて勉強するのは患者さん自身の仕事で，私たちは患者さんの「行動を促す」のです。

これまで私たち医療従事者は「生活指導」，「服薬指導」，「栄養指導」という「指導」という言葉を使ってきました。ところが伝えなければならない情報が多くなって，患者さんにその膨大な知識を伝えることだけに時間をとられてしまい，患者さんの「やる気を引き出す」，「行動を促す」ためのコミュニケーションをとる時間がありませんでした。

コーチングでは，「コーチはクライアントのすわっているベンチの横にすわる」ことが基本です。ここでコーチはあなたであり，クライアントは患者さんです。ここでナース（あなた）が患者さんと一つのソファに隣同士で一緒にすわっている姿を思い浮かべてみましょう。テーブルを挟んで相対してすわっているのではありません。やさしく隣にすわっています。テーブルの上に患者さんが抱えている問題をのせて二人で話しあいます。コーチングは患者さんの「モチベーション（意欲）」を引き出します。モチベーションの上がった患者さんは自分から「情報」を手に入れます。さらにコーチングによって「知識と行動の間にある大きな谷間」に橋を架け，「行動を促す」のです。コーチングは，いままでの「指導」ではなくスポーツのコーチのような，21世紀型のナースと患者さんとの関係を築く新しいコミュニケーションスキルです。

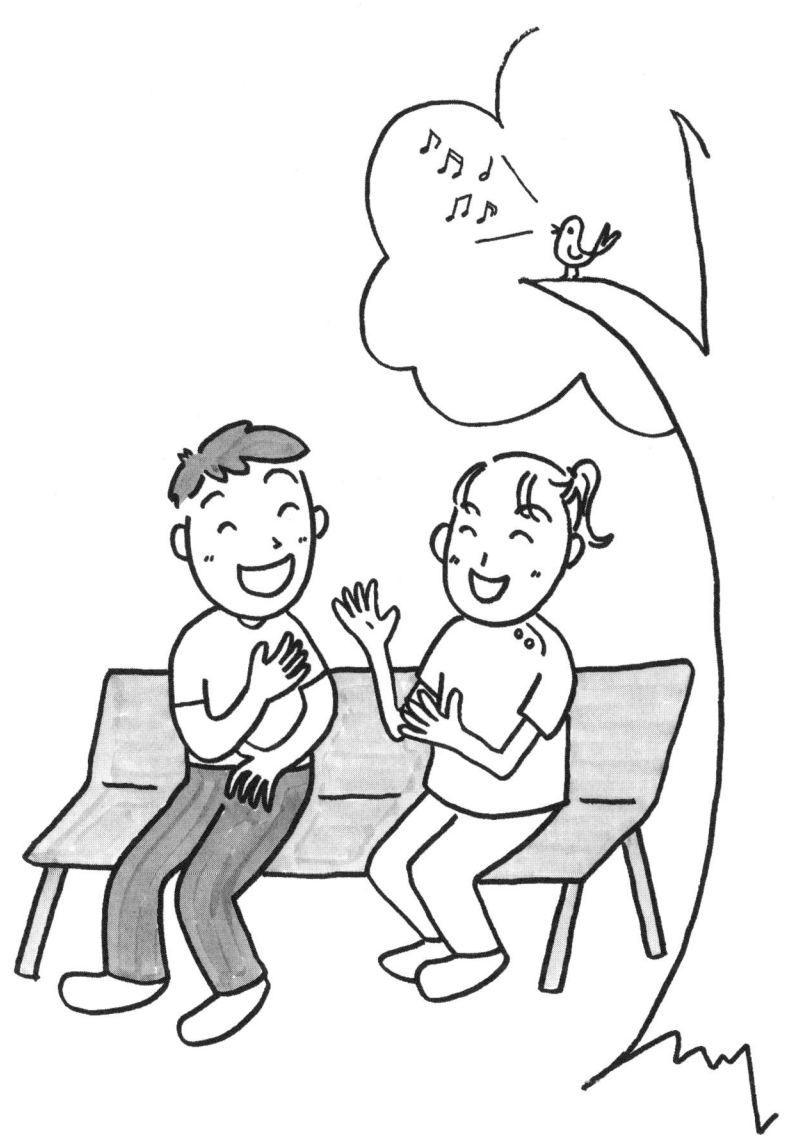

21世紀は患者さんの隣にすわってコーチング・コミュニケーション

Lesson 4

上司と部下のコーチング・コミュニケーション

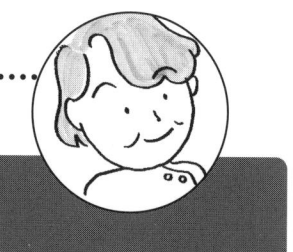

　医療現場においてナースはさまざまなストレスにさらされています。職場の人間関係，患者さんとのコミュニケーション，日常の仕事量の増加，新しい医療機器の導入，溢れるばかりの医療情報・最新知識の勉強などです。実は最も大きなストレスの一つが職場の人間関係です。上司と部下，新人とベテラン，同僚同士，時には部署の違う者同士等々の人間関係があります。ストレスはプラスにもマイナスにも働きます。そのなかでマイナスのストレスの最たるものの一つが「上司と部下の関係」でしょう。

　実は，この「上司と部下の関係」に大きな変革が起きているのです。この変革を理解していない上司のもとでは部下は育たず，チームワークもバラバラになります。そして上司も部下も猛烈なストレスを感じて，最後はくたびれ果ててしまいます。

■ 20世紀型の「上司と部下の関係」の崩壊

　「上司・部下関係」にどのような変革が起きているかお話しましょう。20世紀の上司は「経験知」，「知識量」，「リーダーシップ力」の3つの力で部下を動かしていました。看護師長と主任，主任とナース，先輩ナースと新人ナースの上司・部下関係もこの3つの力が働いていました。加えてそこには日本独特の「年功序列方式」が存在していたのです。この「年功序列方式」が上司と部下を決めていました。

　ここで大きな問題が隠されていました。前述のように上司には3つの力が必要です。ところが現実は多くの上司が「経験知」と「知識量」だけで部下を動かしていたのです。そして向き不向きがあるにもかかわらずリーダーとしての力量は「経験年数」で測られてきたのです。この構図は「経験知」と「知識量」が部下よりも常に優位に立つことができた20世紀であれば通用し，リーダーとしての上司の立場を保つことができたのです。

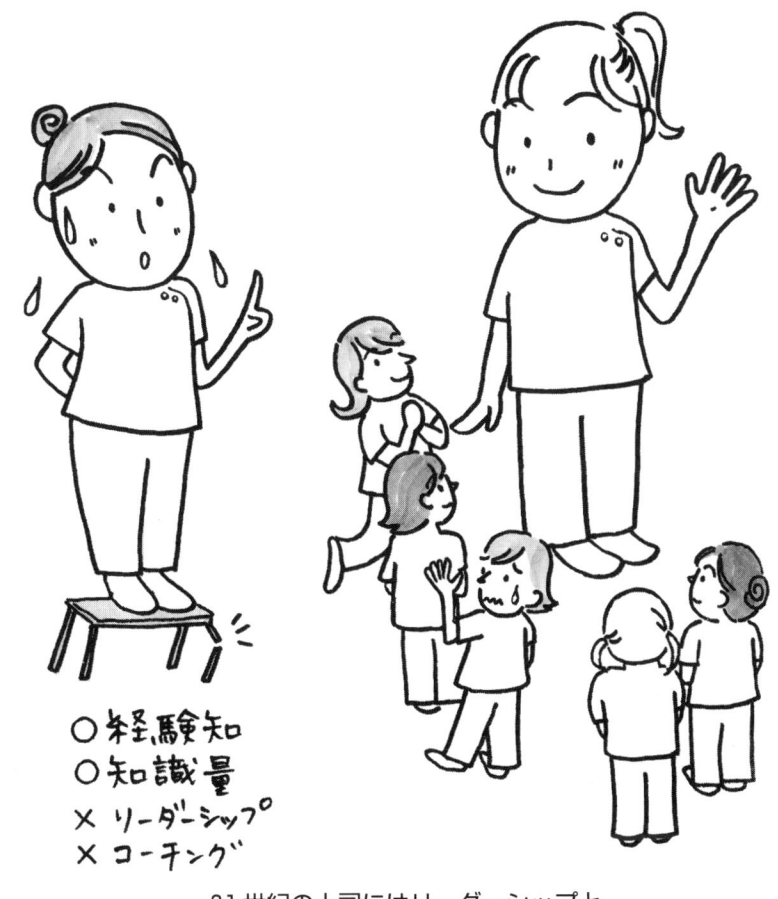

21世紀の上司にはリーダーシップと
コーチングのスキルが求められている

■ 医学の進歩によって新しい「上司と部下の関係」が求められている

　この古い「上司と部下の関係」を崩したのは，ものすごい勢いで進歩している科学技術だったのです。医学の進歩はたくさんの新薬，遺伝子やアイソトープを使った新しい検査法，そして新しい手術法を生み出しています。このめまぐるしいほどの進歩によって，当然のように上司の「経験知」と「知識量」が追いつかなくなったのです。技術の進歩がなければ時間とともに「経験知」は増加しますが，技術の進歩によって古い「経験知」は通用しなくなりました。今の医学ではすべての経験を積むのは不可能です。まして現場の上のほうに立つ上司はますます現場の「経験知」を増やすことができなくなります。おまけに今の膨大な医療

技術情報は，一人の人間が蓄積できる「知識量」をはるかに越えてしまいました。それだけでなく，上司とか部下とかに関係なく最新の医学情報が書籍やインターネットなどのメディアによって簡単に手に入る時代になったのです。

　そうなると「経験知」と「知識量」だけで「上司と部下の関係」を守っていた上司は悲劇的です。ある部分では部下のほうがずっと「経験知」と「知識量」を持っていることがあるからです。それに気づかない上司がいくら指示・命令をしても部下は言うことを聞きません。残念ながら，いまだに昔からの「経験知」と「知識量」さえあれば部下が信頼して動くと信じている上司がとても多いのです。そういう上司に限って「最近の若いものは…」とか，「最近の部下は…」と愚痴るのです。

　こうなると真のリーダーシップが上司に求められます。ところが部下もさる者で，リーダーシップそのものの技術も簡単に手に入る時代です。昔はリーダーは年配と決まっていたのが，今やどんどん若いリーダーが輩出されています。IT上場企業の社長に38歳の女性が抜擢される時代です。こうなると上司とはいったいどのような上司であるべきなのでしょう。「経験知」も「知識量」も「リーダーシップ」も決め手にならない時代なのです。21世紀に上司は視点を変える必要に迫られています。

■ 21世紀は上司・部下の関係をコーチングで構築する

　21世紀ではどのような上司が求められるのでしょう。20世紀では，上司はすべての点で部下の能力を上回っている必要がありました。前述したようにそれは不可能の時代です。これからの21世紀の上司は部下の能力を引き出し，部下の「経験知」と「知識量」をいかに活用できるかという能力が求められています。このような場面でコーチングはとても有効に機能します。コーチングは部下の持っている価値観を引き出し，目標を明確にして，行動を促すことのできるコミュニケーションスキルです。コーチングは個人としての部下のみならず，「グループコーチング」の手法を用いることによって医療チームの仕事の質や行動を変えられます。

　コーチングはビジネス界で飛躍的な成長をしています。部下の育成，リーダーシップ，生産性の向上，ビジネスチームの構築などでもはや必須のコミュニケーション技術とされています。このためIBMを始めとする多くの大企業がコーチングを導入しています。私たちは看護師を始めとする多くの医療関係者にコーチングを教えてきました。その過程で気づいたのですが，ビジネス現場で起きてい

る部下育成やビジネスチームのコミュニケーションに関わる問題は医療現場で起きている問題と実に多くが共通していました。そしてコーチングを導入することで病院における部下の育成,医療チームの生産性に大きな成果が生まれたのです。

■「あなたならどうしますか？」と質問するだけで部下は大きく成長する

　すぐ使えるコーチングの一例を紹介しましょう。あなたが上司の看護師長で,主任と勤務表のことで話をしています。最初は「コーチング」を使っていない従来の方法です。

　　主任　「師長,勤務表のことでAさんが文句を言ってるのです。」
　　師長　「そう,どういう状況か説明して。」
　　主任　「Aさんの勤務表が○○○○でした。それで文句を言ってるのです。」
　　師長　「そういう状況なのね。そういうときはAさんには○○○○と言いなさい。」

　これはナースの現場だけでなく,ビジネスの現場でもよく見られる上司と部下の会話です。ただ,状況を聞いて「指示・命令」するだけがこれまでのパターンでした。これでは部下は育ちません。何か問題が起きるたびに部下はあなたのところに駆け込むでしょう。もし,あなたがコーチングのスキルを使うとこのような会話になります。

　　主任　「師長,勤務表のことでAさんが文句を言ってるのです。」
　　師長　「そう,どういう状況か説明してくれる。」
　　主任　「Aさんの勤務表が○○○○でした。それで文句を言ってるのです。」
　　師長　「そういう状況なのね。あなたならどうしますか？」
　　主任　「えっ,え～と私ならAさんに○○○○と話します。」
　　師長　「そうね,でもそれだとかえってこじれるから…△△△△というように話したら。」
　　主任　「はい,そうします。」

　どうしたらいいか考えていない主任は「あなたならどうしますか？」と言われて初めてどうしたらいいか考えます。経験の浅い主任が最初から正しい対処法を考えるのは難しいですから,結局はあなたから解決する方法を教えてあげること

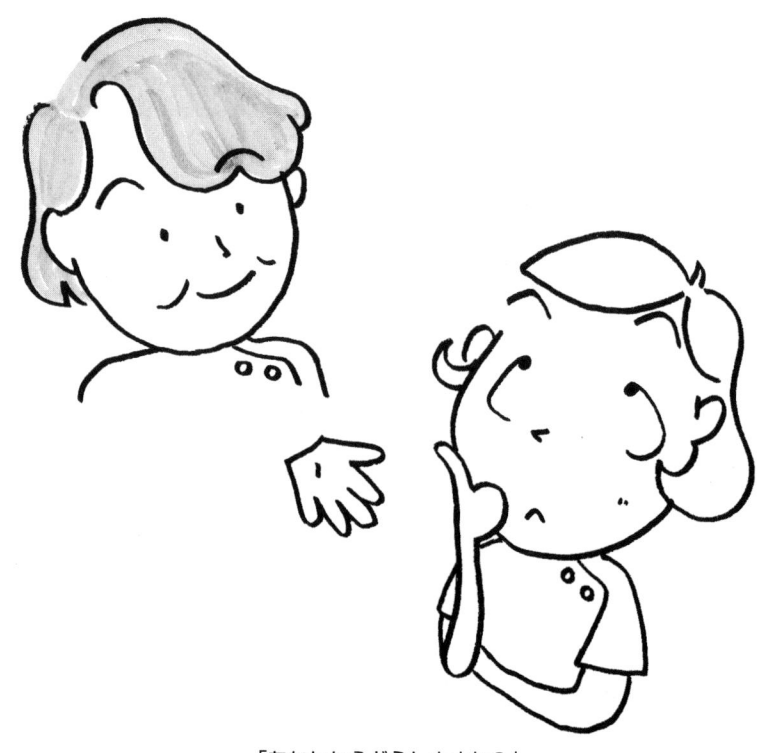

「あなたならどうしますか？」
「わたしなら・・・」

になります。

　大切なのはこの後です。その後もあなたは主任から指示を求められるたびに内容を十分に聞いてからこう質問します。「あなたならどうしますか？」と。師長から二度三度と「あなたならどうしますか？」と質問されているうちに主任の行動に少しずつ変化が現れます。指示を求めに行くときに自分の頭の中で答えを考えるようになるのです。そして次のステップでは問題が起きている最中に解決策を考えるようになります。経験の浅い主任ですから自分で考えた解決策も最初のうちは半分も正解ではないかもしれません。でもそのうち現場で解決策を考えるようになると経験知が高くなり，十中八九は正しい答えが出るようになります。ここまできたらしめたものです。だんだん，指示を求めてあなたのところに来る回数が減ってきます。なぜならあなたが主任に言う「あなたならどうしますか？」という質問によって主任が成長したからです。

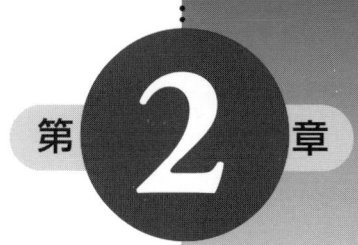

第 2 章

コーチングの基本スキル を使ってみよう

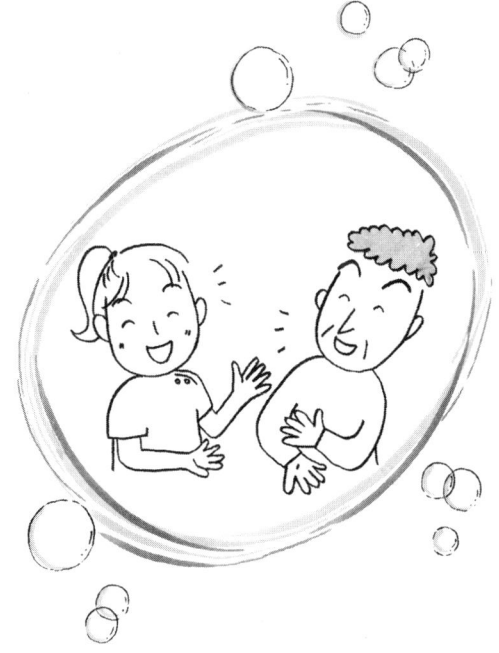

Lesson 5

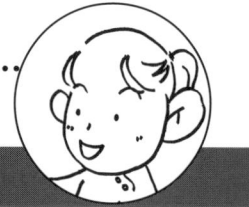

コーチングの基本的考え方

　コーチングは相手の考えや能力を引き出し，自分自身で目標を設定し，戦略を立て，ゴールに向かって行動を促すコミュニケーションの技術です。コーチングでは相手は常に「自発的」であり，あなたの指示・命令によって行動するのではありません。

　指示や命令はあなたから相手への一方通行のコミュニケーションです。人は誰でも指示されたり命令されるのは好きではありません。自分自身の意思で動きたいと思うのです。とはいっても，組織の中で勝手に動かれたら混乱が起きます。でも指示・命令の押し付けばかりでは自立した人は育ちません。患者さんも病気がよくなるためには情報を押し付けるだけではだめです。患者さん自身のよくなろうという自発的な行動が必要です。このような自発的行動を促すためには両者の間に双方向のコミュニケーションが必要です。コーチング・コミュニケーションではあなたと相手の間に理想の双方向コミュニケーションを創造します。

■ 声に出して話すことが自分の頭の中で問題点を整理する

　コーチングではコーチであるあなたが「質問」すると，相手は頭の中で考え，整理し，言葉に直し，声に出して「話す」のです。相手は声に出してあなたに話すと同時に，自分も一緒に話を聞いています。このプロセスこそがコーチングの「鍵」です。人は相手の質問に答えることによって自分で問題を整理し，考え，まとめていく能力があります。

　あなたも，悩み事を人に話しているうちに，悩みを解決する方法が頭の中に浮かんできた経験があると思います。深刻に思えたことが話しているうちにたいしたことないと思うようになることもあります。コーチングはこのような人の自己解決能力をうまく活用しています。

　コーチングもたくさんの問題解決方法の一つですから，コーチなしに自分一人でこれまでどおりの問題解決をすることもできます。もしあなたが誰にも邪魔されずに集中して考える時間をもつことができるのなら，コーチングと同じ成果が得られます。ところがそのようなゆったりとした時間はなかなかとれないもので

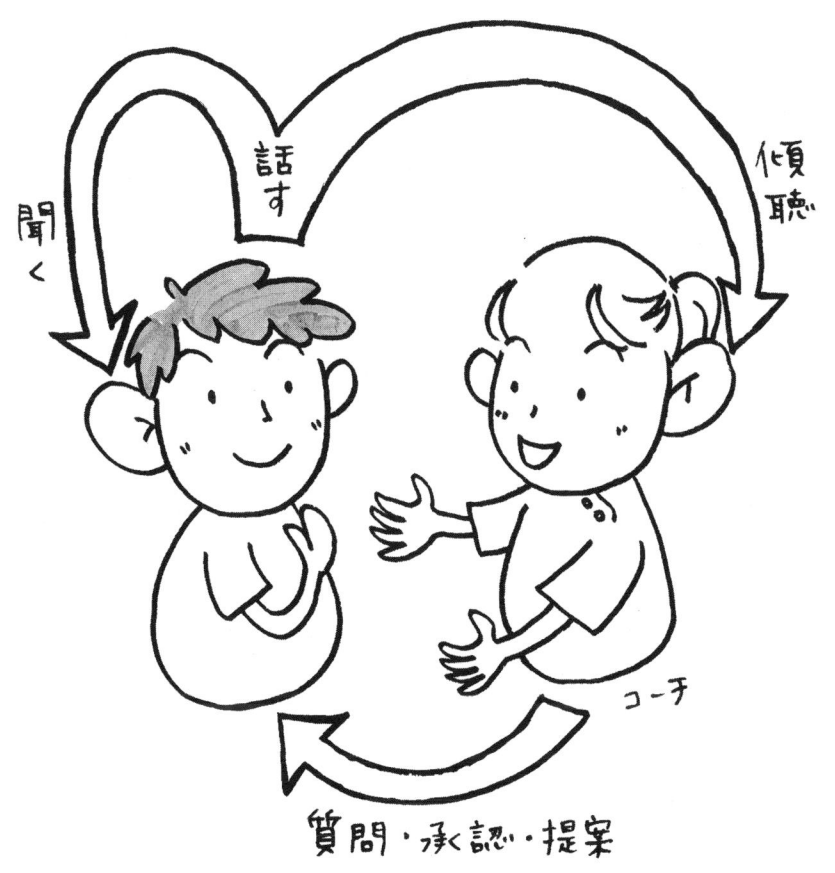

す。ちょっとした短い時間で考えようとするので、考えがまとまらずに結局は中途半端に終わります。時間が十分にとれても、一人で考えていると重要度に関係ないさまざまな問題が次から次に頭の中に持ち上がって、思考を邪魔され、いつのまにか時間を消費してしまうのも人間の性質です。考えがまとまらずに中途半

端に終わった場合，次に同じ問題を考えるときは前回の思考の途中から始まるのではなく，たいていは最初からまったく同じプロセスで考えていくことになります。ひどいときには「こうしようか，それともああしようか」と一日中，何度も何度も同じ繰り返しを続けていくこともあります。これではいつまでたっても結論が出ませんし，時間がかかります。結局はせっぱ詰まった最後の最後に一気に解決しようとするか，問題を先送りすることになります。

　コーチングでは一つの問題を十分な時間をかけて扱います。その時間はその問題だけに集中しているので他の関係ない問題が頭に浮かんで思考を邪魔するということもありません。コーチングの時間の中で一つの方向性や結論が出るので，次にその問題について考えるときも，そこから始めていきます。コーチに声を出して話すことで，自分の頭の中で問題点が整理され，問題を阻む障害や優位性がはっきりとし，戦略を立て，行動を起こすことができます。コーチのあなたは相手が頭の中で論理的に整理できるように的確な「質問」，「傾聴」，「承認」，「提案」などのコーチング技術を使うのです。

■ コーチングの基本ステップ

　同僚や患者さんとコーチング・コミュニケーションをするためには，基本的なコーチングの流れを覚えておくことが大切です。優秀なコーチと呼ばれる人たちは自分だけのオリジナルなコーチング技術を持っていますが，基本にはとても忠実です。患者さんや職場内での会話の中で意識的にこのステップを活用することで，単なる雑談が前向きな会話にシフトしていきます。

　　　第1ステップ　《ゴールを決める》
　　　第2ステップ　《現状を知る》
　　　第3ステップ　《障害と強みを知る》
　　　第4ステップ　《戦略を練る》
　　　第5ステップ　《ゴールを再確認する》
　　　第6ステップ　《行動を促す》
　　　第7ステップ　《コーチングの効果を確認する》

◉第1ステップ　《ゴールを決める》

　手に入れたいゴール（目標）をはっきりさせるところからコーチングは始まります。ゴールイメージ（あるべき姿，目標，夢）が鮮明になればなるほど行動へ

の強い動機づけになります。
　「あなたのゴールは何ですか？」
　「あなたが手に入れたいものは何ですか？」
　「病気とどのように付き合いたいですか？」
　「病気が治ったらどんな生活をしてみたいですか？」
　「10年後はどんな仕事をしていたいですか？」
　「あなたが目指す人はどんな人ですか？」
　「あなたにとって最高の状態とはどんな状態ですか？」

　ゴールはコーチのあなたがイメージを浮かべられるように，具体的に話してもらいます。
　「健康になる。」　　　➡　「水泳を習って毎日プールで500メートル泳ぐ。」
　「ダイエットする。」　➡　「1年前から太って着れなくなったジーンズを3か月後に着る。」

　ゴールを手に入れる期日や数値を明確にしてもらいます。いつまでにどのくらいのものを手に入れたいかがはっきりしないと，ゴールは単なる夢やあこがれに終わってしまいます。
　「ダイエットする。」　　　　➡　「3か月後に3kg減量して50kgになる。」
　「HbA_1cの数値をよくさせる。」➡　「HbA_1cを次回の外来までに0.5％下げる。」

　長期の目標では途中に中間ゴールを設定します。
　「コーチになる。」➡「3か月でコーチングの基礎コースを終わらせ，1年後にコーチとして独立する。」

◉第2ステップ　《現状を知る》
　現状を質問します。相手に今の状況を正確に話してもらうことで，目標との距離やギャップを正確につかむことができます。現状の聞き方がまずいとあなたから責められているように感じ，実際の現状よりも良く言ったり，逆に悪く言うことがあるので注意が必要です。
　「今はどんな状態ですか？」
　「今は何が不足しているのですか？」

「あなたは今，職場でどんな役割を果たしていますか？」
　「ゴールとの差（ギャップ）はどのくらいですか？」
　「現状から考えて目標には届きそうですか？」

◉第3ステップ　《障害と強みを知る》
　ゴールに向かうのに「障害」となっていることをすべてあげてもらいます。会社の重役をしている糖尿病の患者さんであれば，接待が多いことや運動する時間がないことが「障害」です。また，ゴールに向かうのに助けになっている自分の能力やサポートしてくれる家族や友人，主治医，散歩に付き合ってくれる飼い犬など，自分にとって「強み」となっているものもすべてあげてもらいます。ここをはっきりさせると次の戦略を立てるのがスムーズにいきます。

　「ゴールを達成するのに障害になっているのは何ですか？　すべてあげてください。」
　「どのような人たちがあなたをサポートしてくれますか？　すべてあげてください。」
　「この問題を解決するのにあなた自身が持っている"強み"は何ですか？」

◉第4ステップ　《戦略を練る》
　「ゴールイメージ」と「現状」とのギャップを埋める「具体的な行動を起こせる方法」を相手から引き出します。問いかけの中で選択肢を広げ，行動には一つずつ優先順位をつけていきます。

　「どのようにして手に入れますか？」
　「誰に聞けばわかりますか？」
　「そのことをやるための時間はどうやって作りますか？」
　「ほかにどんな方法がありますか？」
　「行動のリストに優先順位をつけてください。」

◉第5ステップ　《ゴールを再確認する》
　第4ステップで考え出した方法でゴールを手に入れた時の自分をイメージしてもらいます。あらためてそのゴールが本当に手に入れたかったものかどうかが再確認できます。もし本当に手に入れたかったものであると，より現実味がでてモ

チベーションが上がります。反対にそれほど手に入れたかったものでないときはここで第1ステップに戻ることもあります。

　「ゴールを手に入れた自分の姿がイメージできますか？」
　「3か月後にゴールを達成したときはどんな気持ちでしょうね？」

◉第6ステップ　《行動を促す》
　いつまでにどのように行うか，行動する意思がどのくらいあるか，行動後の報告はどのようにするのかを確認します。実際には行動を起こしたことがうまくいかなかったり，思うように進まないことも往々にして起きますが，コーチングでは「学習」は「行動」と同じように価値あることです。失敗から何を学んだかによって新しい気づきや発想が生まれ，修正行動を起こし，さらなる可能性が広がってきます。

　「何から取り組みますか？」
　「いつから始めますか？」
　「来週その結果を教えていただけますか？」

◉第7ステップ　《コーチングの効果を確認する》
　コーチングをしてどうだったかフィードバックしてもらいます。話してもらうことでさらに自分の考えを確信します。相手にとって行動をすることはあなたとの約束です。フィードバックはあなたがコーチングの技術を高めるためにも必要なことです。相手の言葉はもちろん声の調子，笑顔，視線などでコーチングが効果的だったかどうかがわかります。本当にうまくいったコーチングのときは相手の顔は輝いています。

　「ここまで話してどうでしたか？」
　「話した感想を聞かせてください。」
　「今，どんな気持ちですか？」
　「うまくいきそうですか？」

Lesson 6

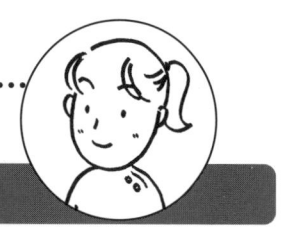

「目標設定」のスキル

　コーチングは未来の望ましい姿や目標に焦点をあてる解決指向のコミュニケーション手法の一つです。コーチングでは過去の問題の原因分析を行うのではなく，相手がどうなりたいのか，そして何を手に入れたいのかなど，現在や未来に焦点を当てながらコミュニケーションを進めていきます。コーチングを進める上で適切で効果的な目標を設定することは大切なポイントになります。

■「目的」と「目標」

　「目的」と「目標」は，よく混同して使われています。コーチングをする相手には感覚的に同じように使うこともありますが，コーチングをする立場のあなたは「目的」と「目標」を使い分けることで高いレベルのコーチングができます。

　「目的」は「目標」よりも上位にきます。「目的」が目指す事柄で，「目標」は目的を達成するための手段です。富士山の登山で考えると，目指す山頂が「目的」で，途中の山小屋や5合目，6合目などが「目標」です。「目的」は目指すもの，ビジョン，あるべき姿であり，「目標」は数値化できるもの，手段やアクションです。

■ 目標設定の条件

　目標設定の条件として，立てた目標が効果的であるかという視点が大切です。一つの指針として，「SMARTの原則」があります。立てた目標を「SMARTの原則」に照らし合わせると，それが効果的な目標なのか，効果的でないのかを見極めることができます。

「SMARTの原則」　　S：Specific　　　　「具体的」であること
　　　　　　　　　　M：Measurable　　　「測定可能」であること
　　　　　　　　　　A：Attainable　　　　「達成可能」であること
　　　　　　　　　　R：Realistic　　　　　「現実的」であること
　　　　　　　　　　T：Time-based　　　　「時間の基準（期限設定）がある」こと

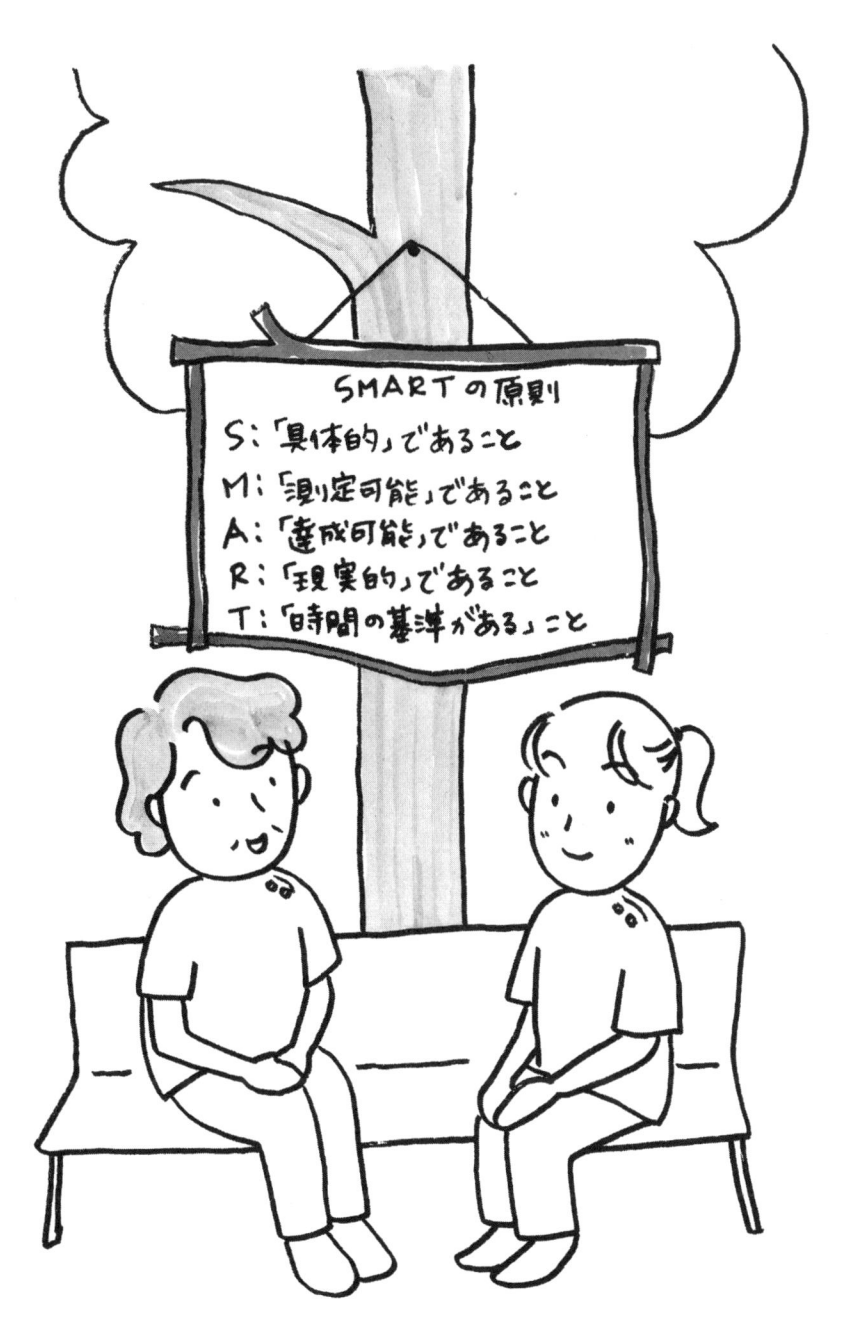

目標設定の条件

それぞれの頭文字をつなげるとSMART（スマート）な目標，日本語で「気のきいた，きちんとした，洗練された」という意味です。この5つを満たすものであれば，短期，中期，長期さらに最終的な目標を設定する場合に有効です。

● 【S】「具体的」であること

　目標があいまいだと達成されたかどうかの確認もできず，目標に向かうエネルギーの焦点がぼけてしまいます。目標は具体的・肯定的に表現をします。コーチのあなた自身が相手の話した目標や行動をイメージできないときは，それが具体的でないということです。必ず「具体的には何をするのですか？」「イメージが湧くように話してくれますか」と質問します。

あなた	「あなたの書いた目標について，いくつか教えてもらいたいんだけど，いいかな？」
新人	「はい」
あなた	「○○さんの目標に"仕事を早く覚える"という項目があるよね。これは具体的にどのようなことを考えているの？」
新人	「集中治療室から転床する患者さんの申し送りがいつももたつくので，うまくできるようになりたいのです。」
あなた	「なるほど。申し送りをスムーズにできるようにするということね。」
新人	「はい，そうです。」

● 【M】「測定可能」であること

　目標を数値化しておくことで，途中経過の確認ができます。数値化しにくい目標の場合は，どういう状態になったら目標を達成したと判断するのかを明らかにしておく必要があります。

あなた	「どのくらいやせたいと考えているのですか？」
Aさん	「3年前にはけていたジーンズをもう一度着られるようになりたいんです。」
あなた	「具体的にはいつまでにどのくらいやせたいのですか？」
Aさん	「食事や運動で3か月で5キロが目標です。」
あなた	「順調に減量ができているかどうやって確認しますか？」
Aさん	「そうですね，体重計の前の壁に紙を貼って，毎日グラフをつけま

　　　　　　　　　　す。」
　あなた　「グラフをつけるのですか。それはいいアイデアですね。」

◉【A】「達成可能」であること

　目標は高すぎても低すぎても効果がありません。目標は背伸びをすれば届くくらいの「ストレッチ目標」が効果的です。どのあたりの目標設定が相手の成長を促すことができるか確認し合う必要があります。

　あなた　「今年のあなたの研究目標だけど，これであなたは達成感は得られそうかな？」
　部下　　「そうですね…。去年と同じ現状維持のような目標かもしれません。」
　あなた　「少し背伸びをすれば届くくらいの目標を設定するとしたら？」
　部下　　「院内発表だけでなく秋の地方会に発表できるまでに仕上げたいですね。」
　あなた　「地方会に発表するのね。ちょうどいい目標になるわね。」
　部下　　「ええ，がんばってみます。」

◉【R】「現実的」であること

　現実的な目標というのは，実現可能な価値のある目標であることです。さらに職場では組織の理念や方針と関連づけて設定します。現実的かつ価値が明確な目標設定は相手のエネルギーを適切な方向に導いていきます。

例　「その目標を目指すことで何が手に入りますか？」
　　「その目標は病院にとってどんな価値がありますか？」
　　「その目標に進むことによってあなたのチームが手にする成果は何ですか？」

◉【T】「時間の基準（期限設定）がある」こと

　「そのうち」とか「いつかは」というように期限があいまいだと，いつになっても目標に到達はできません。コーチングで目標を設定したときは，必ず「手に入れたいのはいつですか？」と達成する日を明確にします。達成する日を決めると目標までの距離（時間）がはっきりとして，初めて具体的な計画を立てることができます。期限があることで，相手のフォローがしやすくなります。

あなた	「いつごろまでにまとめあげようと思っているの？」
部下	「そうですね，地方会の締め切りが9月ですから，来週までにはデータをまとめたいと思います。」
あなた	「そのあとの計画は？」
部下	「できれば早いうちにまとめたデータを一緒にみていただけますか？」
あなた	「いつにする？」
部下	「再来週の月曜にお願いします。」
あなた	「それまでに資料を渡しておいてくれる。」
部下	「ええ，来週末にメールで送ります。」
あなた	「がんばるわね。結果が楽しみだわ。」

■ 目標管理制度（MBO）とコーチング

　最近，病院や各種医療機関などでも，目標管理制度（MBO）を取り入れる動きが出てきました。MBOとは，Management By Objectives through Self Controlの略で，マネジメントの方法論の一つです。どのような管理をやれば最も効率がよく，大きな成果が期待できるかというマネジメントの研究から生まれました。単なる目標を管理する制度だと勘違いしている方が大変多いようです。正しくは，「目標による管理」です。目標そのものを管理するのではなく，仕事や部下の活動を管理します。人のマネジメントを基本としていますので，MBOとコーチングを組み合わせることも効果的です。

Lesson 7

「ラポール（親密感）」をつくるスキル

　どのような相手であれコミュニケーションを交わすときは，お互いの信頼関係がとても大切になります。「コーチング」もコミュニケーションが基本ですから，お互いの信頼関係が大事な基盤になります。「この人に話をしても大丈夫」という安心感がなかったら，あなたがどんな素晴らしいコーチングの話法を投げかけても効果は半減します。お互いに安定した信頼関係が形成された状態のことを「ラポール（親密感）」と言います。「ラポール」が形成されていると，互いに信頼のある親しい感情が通い合う状態になります。そして感情だけでなく，二人の間にいろいろな現象が起こるのです。

　たとえば，あなたは親友と身を乗り出すほど話に夢中になってしまった経験があることでしょう。そんなとき，あなたと親友が互いに話す速度や声の調子が同じだったり，しぐさや振る舞いが似ていたりします。話す速さや声の調子，あるいは呼吸のペースまでも同じように合っている状態を「ペーシング」と言います。相手としぐさや振る舞い，表情が鏡のように合っている状態を「ミラーリング」と言います。

　コーチングでは意識的に「ペーシング」や「ミラーリング」を行うことによって，相手とラポールを形成します。特に初対面あるいはあまり話したことのない相手，感情的な相手とラポールをとるのにとても効果的です。

■ ペーシング

　相手の話す速度や声の調子を合わせたり，呼吸のペースに合わせることで，相手に安心感を与えることになります。そこからお互いの信頼関係を創り出すことができます。ペーシングでラポールがとれているかどうかは，会話の途中で今度は自分のペースにリードすることで確認ができます。こちらが相手をリードした状態でもコミュニケーションが円滑に成り立つようであれば，ラポールがとれています。ペーシングを行ってから相手をリードしていくことを「リーディング」といいます。

　たとえば，クレームの電話で相手が大きな声で怒っているときは，声を落とし

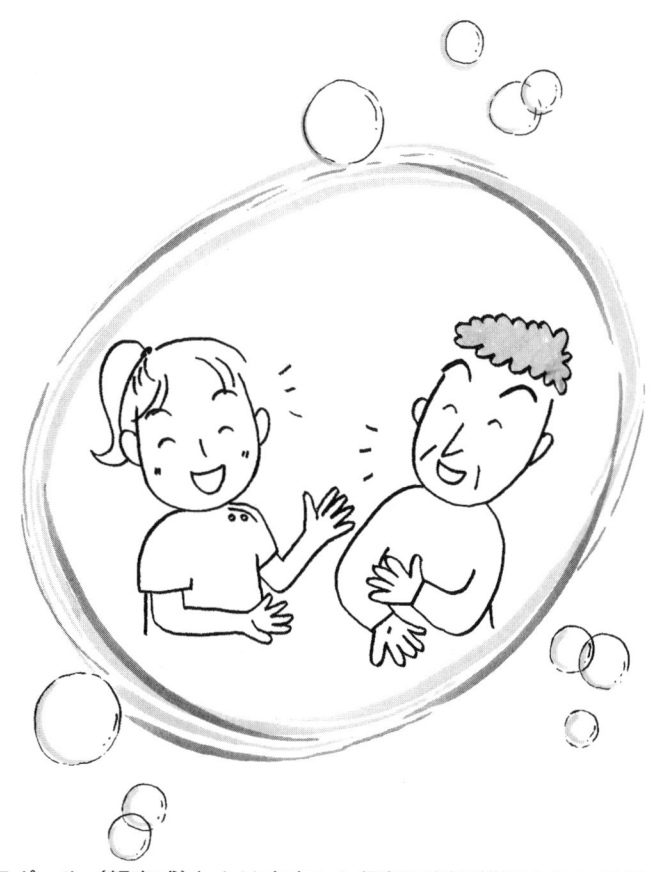

「ラポール（親密感）」とは安定した信頼関係が構築された状態

て話をするよりも声の調子やペースを意識的に合わせたほうが効果的です。早口の人にはあなたも同じような息づかいで早口に話すのです（あなたがわざと落ち着いてゆっくり話すと相手は馬鹿にされたと思い込みかねません）。初めは相手のそのペースに合わせますが，相手が落ち着いてきてラポールがとれたところで，徐々に「リーディング」を行います。相手があなたの話に耳を傾けるようになれば，クレームが拡大することなくおさまるでしょう。

■ ミラーリング

　「ミラーリング」とはあなたと相手とがまるで鏡に映っているように振る舞うことです。親しい関係であれば，意識せず自然に「ミラーリング」を行っているものです。意識的にする「ミラーリング」は，相手の振る舞い，たとえば姿勢や手足の位置，足の組み方，手足の動かし方から顔の表情までを合わせることです。「ミラーリング」は対面でコミュニケーションをかわす時にとても役立ちます。コミュニケーションの節々に手の動作や表情を合わせることで徐々に一体感が生まれ，ラポールが形成されてきます。ただし，ラポールがとれる前に「ミラーリング」をあまりにも多用し過ぎるとかえって嫌味に思われることがあるので，活用は適度にしましょう。

Lesson 8

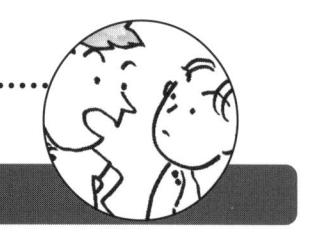

「環境を整える」スキル

　コーチングを行う時は，人に目を向けるとともに，その人のいる環境に目を向ける必要があります。周りの環境を整えることで，個人への働きかけが効果的になる場合もあります。同じコーチングをするにも，仕事が終わったあとの疲れ果てている時に，騒がしい病院の待合室でお腹をすかしながらするのと，静かなティールームでお茶を飲みながらゆったりとするのとでは，得られる成果は格段に違います。大部屋で隣の患者さんに声が聞こえてしまうところよりは，静かな別室のほうが効果的なのは当然です。Lesson 7で話した理想的なラポール（親密感）を生み出すためには，安心・安全な場づくりが大切です。このようにコーチングでは相手とコミュニケーションをかわす「環境」を大切にします

■コーチングに理想的な環境をつくる

　「環境」について，心理学者のクルト・レビンが提唱した「場の理論」というのがあります。彼は人間の行動を変えるには3つの方法があると言っています。まず（1）その人自身に働きかける，あるいは（2）その人の属している環境に働きかける，そして（3）その人自身と環境の両方に働きかけることの3つです。すなわちこれはその人自身とその人のいる環境の掛け合わせでその人の行動が変わるということを表しています。「環境が人をつくる」という言葉がありますが，環境の要素も人の思考や行動に大きな影響を及ぼしていると言えます。

　ここで，あなたが職場で部下や後輩と話をする時の情景を思い浮かべてみましょう。その時にあなたはどんなことに気をつけているでしょうか。「話し方」でしょうか，それとも「話す内容」でしょうか。どちらもとても大切なことです。意外と意識されていないのが，話をする場所・位置・距離です。理想的な環境，すなわち理想的な場所・位置・距離を意識することでスムーズなコーチングをすることができます。

（1）場所と時間

　話の内容や状況に合わせて場所を変えることが大切です。たとえば，「ほめる」

時は誰もいないところでそっとほめるより、みんながそろっている前でほめるようにします。みんなの前でほめられるとモチベーションが高くなります。みんなの前でほめすぎるとみんなから浮いてしまう可能性のある時は、二人だけの時にほめます。逆に「しかる」時は別室でするのがいいでしょう。相手に対する思いやりであり、効果があります。誰でも人の前では恥をかきたくないものです。

大事な話をする時は相手が疲れていない時、そして十分な時間をとることが大事です。相手に「30分ほどお話をしたいの」とあらかじめ伝えておくのもよい方法です。

患者さんと話す時は周囲のほかの患者さんに聞かれないように配慮が大切です。あなたが相手の立場に立って、最も話をしやすい、そして考えやすい環境を提供するように心がけてください。

（2）お互いの位置関係

どのような内容の面談の時でもすわる位置関係に心を配ってください。普段、あなたはどのような位置関係ですわっていますか。

Aのように互いに正面で向かい合う位置は、「対立の姿勢」と言われています。この位置は上司からの指示・命令や交渉を行うにはとても適しています。しかし、この「対立の姿勢」は相手に強いプレッシャーを与える位置関係です。コーチングによってあなたが相手から答えを引き出そうと思っていても、相手はどんどん奥に引っ込んでしまいます。

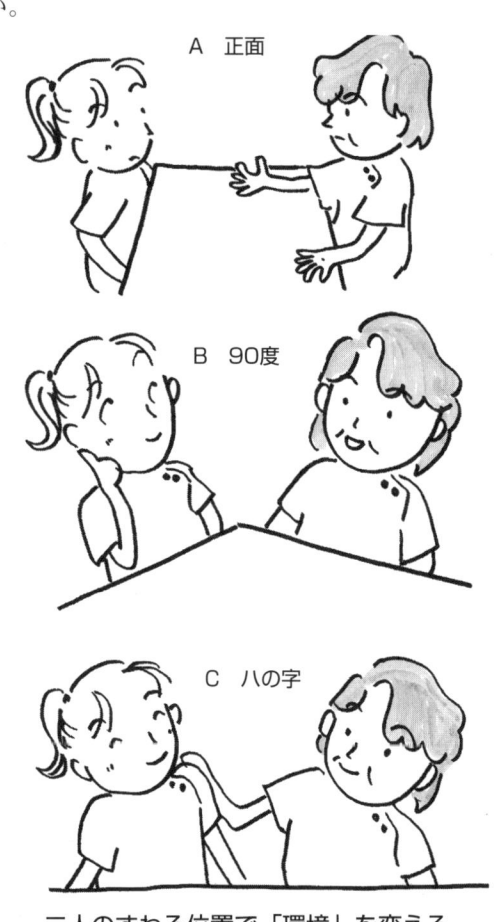

A 正面

B 90度

C ハの字

二人のすわる位置で「環境」を変える

Lesson 8 「環境を整える」スキル

Bは90度の位置です。対面に比べ目線を外しやすいので，話しやすくなります。Cは同じ机の同じ側にすわり，椅子を少し内側に向けたハの字の位置です。大きくいえば同じ方向を向いている位置です。コーチングの面談では，話しやすく対等の位置関係である，90度またはハの字がよいとされています。このような位置関係に配慮するのはあなたの役割です。

さて，90度またはハの字の時にあなたは相手の右にすわったほうがよいのでしょうか，それとも左のほうでしょうか。生命保険会社の調査では，相手が「右利き」のときはあなたは相手の左側に，相手が「左利き」のときは右側にすわったほうが契約の確率が高かったそうです。右利きの人は自分の右側にすわられると利き腕の自由がなくなるために圧迫感があり，落ち着かない気分になり，契約する決心が鈍るそうです。反対に左側にすわられると，利き腕の自由があるので気分は落ち着くのです。

(3) 距離（パーソナル・スペース）

話をする時のその相手との距離は，コミュニケーションの一要素です。どんな人にも自分を中心にした，なわばり意識があります。このなわばり意識のことを「パーソナル・スペース」と呼んでいます。パーソナル・スペースを侵されると，人は息苦しく感じ，不快感や緊張感をおぼえます。

たとえば，初対面の相手とはある程度の距離をとって話をします。あなたは，初対面の人に息づかいが感じられる距離まで近づかれると思わず後ろに引いてしまうでしょう。でも自分の親や子供はいくら近くても気にならないものです。親しさによって相手との距離は変わりますので，どのくらいの距離がお互いにとって話しやすいか意識してみてください。

一方で，相手との距離をとりすぎてもコミュニケーションは難しくなります。周りの音がうるさく声が聞こえにくければ，距離は近くても遠く感じるものです。一般的には，70～150センチぐらいの間を置くのがよいと言われています。

環境設定の基本は，相手にとって話しやすい場所・位置・距離を選ぶことが大切です。相手に安心感を与えることで，コミュニケーションが取りやすくなります。

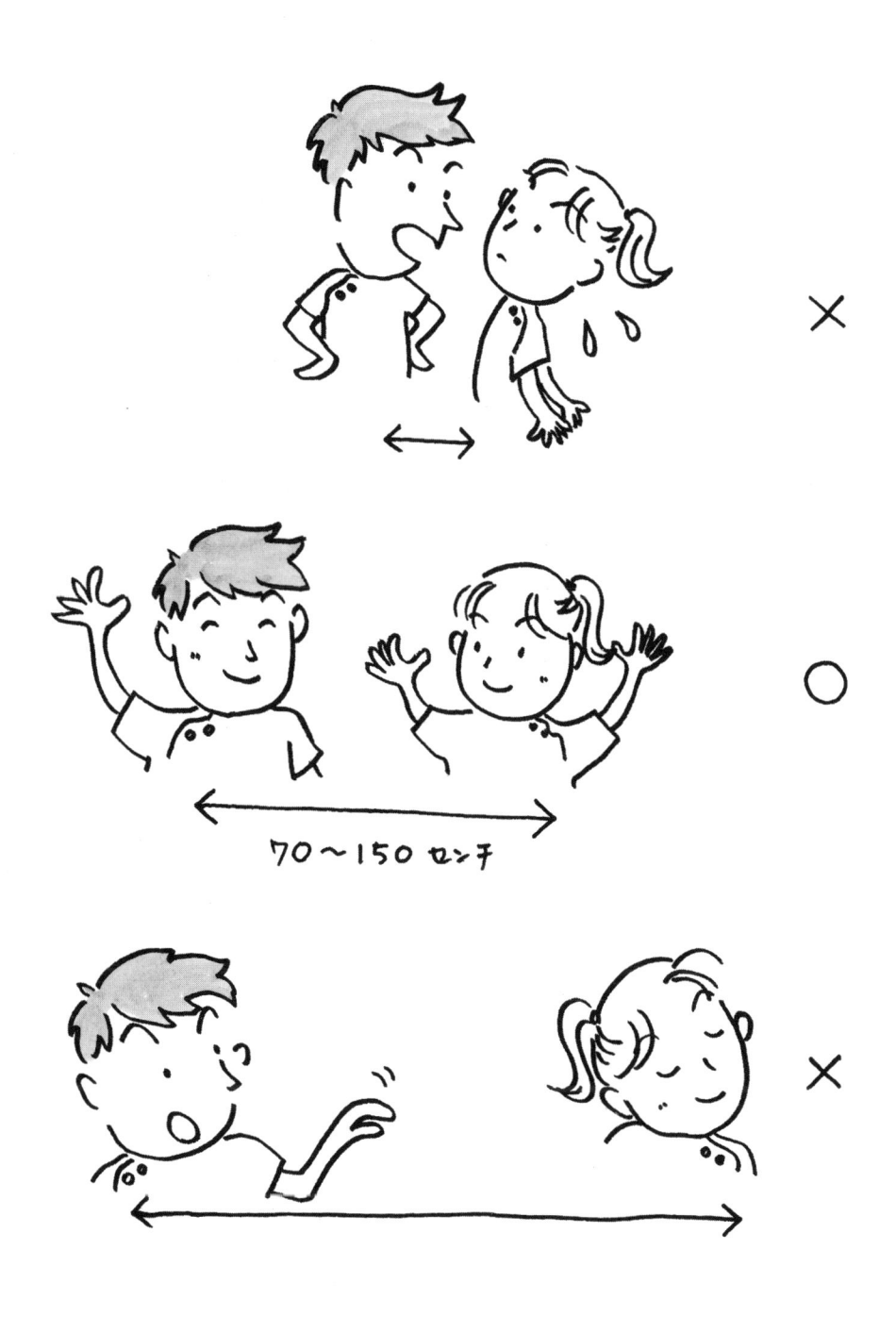

二人の距離（パーソナル・スペース）で「環境」を変える

Lesson 8　「環境を整える」スキル

Lesson 9

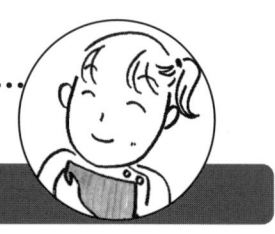

「傾聴」のスキル

■ 人は誰でも聴いてもらいたいと思っている

　人は誰でも誰かから関心を持ってほしい，誰かに話したい，自分の話を聴いてもらいたいという欲求があります。どんな人でも話したいときにきちんと聴いてもらえると，結果が願いどおりにならなくても気持ちは十分満たされることが多いのです。

　話をしているときになんだか気分がよく心が軽くなり，知らず知らず予定外のことまで話をしてしまったと感じることがあります。つまり，聴き方が良いと話ははずみ，話に花を咲かせることができ，満足度の高い会話に発展するからです。また，相手に受け入れられていると感じると警戒心を解くことができ，話しやすくなります。時には慰めたり，勇気づけたり，励ましたりすることで自由にコミュニケーションを発展させることができます。

　コーチングの基本は相手の話を「聴く」ことに始まります。「聴く」が十分にできていないとコーチングが成り立たないといっても言い過ぎではありません。30分のコーチングセッションであれば，20分は「傾聴」に費やされます。

■「聞く」と「聴く」

　「きく」には「聞く」と「聴く」があります。

　「聞く」は聞こえている状態のことです。こちらの聞きたい音，気づくと話の聞きたい部分だけを聞いてしまっていることで自分本位の聞き方ともいえます。特に時間がない時，精神的に余裕のない時，自分が次に何を言おうかと考えている時は，「心ここにあらず」となって，「聞いているふり」や「聞き流し」をしてしまいがちです。

　「聴く」は相手の話したいこと，心の声を気持ちをこめて聴くことです。「聴く」はどんな話でも心を遣い，全身を集中させて相手の言いたいことを受け止め，積極的に聴いていく姿勢のことです。

聞き流し

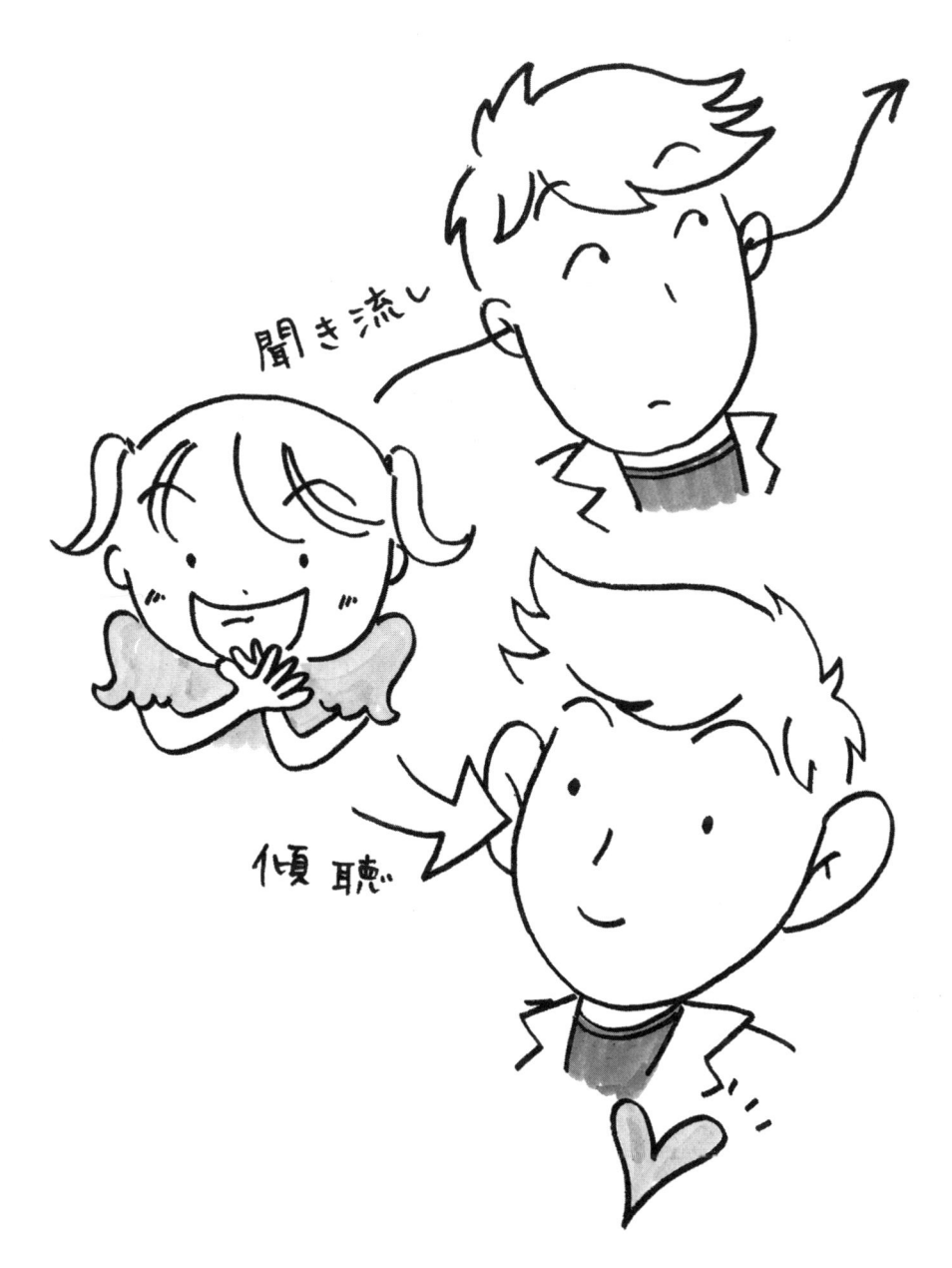

傾聴

人は誰でも聴いてもらいたいと思っている

Lesson 9 「傾聴」のスキル 41

■「傾聴」とは

　話の聴き方には3つのレベルがあります。
　【レベル1】前述の「聞く」の聞き方です。基本的条件は満たされていますが，十分とはいえません。聞き手は相手に集中せず，感情，意識，心のベクトルは自分の内面に向いています。
　【レベル2】相手に意識を集中させて聴いている状態で，全神経は相手だけに注がれています。
　【レベル3】相手の目に見えない非言語情報伝達，感情はもちろんのこと，エネルギーをも感じ取ることです。どのようにしたら相手の持っている能力，可能性を最大限発揮することができるかを考えながら聴くことです。丁寧に聴くことで話し手自身の考えが深まると同時に明確になり，新たな気づきが生まれます。
　レベル2・3の聴き方を「傾聴」とよびます。「傾聴」の前提には安心感と信頼感を持つことで心の扉をオープンにし，より良いコミュニケーションを築きあげるための配慮として，前述（Lesson 8）の環境が整っていることが求められます。

■「傾聴」の効果

　あなたが「傾聴」することによって相手のゴール，問題点が浮かび上がり，次に続く「効果的な質問をする」ことができます。あなたが相手の話を傾聴していることが伝わると，相手の中に次のような変化が生まれます。
(1) 自分はこの人に受け入れられていると確認できる
(2) 自分の話には価値があるという自信をもつことができる
(3) 自分には存在価値があると肯定することができる
(4) 自分の「今」の状態を正しく理解することができる

■「傾聴」の効果的スキル

　「傾聴」は，ただ黙って相手に集中して耳を傾けるだけでなく，より効果的に傾聴するスキルがあります。

【傾聴のスキル1】話をさえぎらずに最後まで聴く

　コーチングの成果を上げるコツは「相手の話を最後まで聴く」ことです。あなたも自分の話を最後まで口を挟まれずに聞いてもらえたときに心地よい満足感を感じた経験があると思います。貴重な時間をかけ聴いてもらうことによって，あなたは相手に「受け入れられている」，「尊重されている」という安心感を得られ，

相手と自由に話すことができたと感じるからです。

　自分のことについて相手に話していると自分の中で変化が起きます。私たちは頭の中で考えていることを話していると思いがちです。実はそれだけでなく，自分で話をしながら頭の中で自分の話を聞いているのです。話すことによって自分の中で話を整理し，展開し，発展的に考えていきます。最後まで聴くことはその人の能力や考えを引き出すための大事なプロセスになるのです。ですから話を途中でさえぎってしまうと，このプロセスが止まってしまい，その人の能力や考えを引き出すことができなくなってしまいます。もしあなたがコーチングをするときに相手を無視して途中で話の腰を折ったり，水を差したり，先取りしたりすると，相手は話を続ける気力が萎えてしまい，味のない表面的でおざなりな会話で終わってしまいます。

　もしも，話をしている二人の間に「沈黙」が流れても，時にはあなたから話の口火を切らずに相手が話し始めるのを待っていることが大切です。「沈黙」をそのままにしておくことで「あなたの話を心から聴く準備があります」というメッセージを相手に伝えることができるからです。

《ケース1》話の腰を折る
　あなた　　「昨日は熱があったの。7度3分あったのでずっと寝ていたのよ。」
　友人　　　「それじゃあ，お土産のケーキは食べなかったの？」

《ケース2》水を差す
　あなた　　「あーあ，疲れたー。忙しい夜勤だった。ナースコールが頻繁に鳴って。」
　友人　　　「その程度で疲れたとは情けないわね。」

《ケース3》早とちり
　Aさん　　「ここ数日ひどい頭痛がとれなくて，どうも血圧が高いようで心配なの。それでね…」
　　　　　　〈言葉が終わらないうちにかぶせて〉
　Bさん　　「それは大変！　横になって静かにしていて。すぐにお医者様を呼ぶから。」
　Aさん　　「（もうすっかり気分も良くなって，血圧ももとに戻ったのになあ）」

【傾聴のスキル２】うなずく・相槌を打つ

　会話の中で相手からうなずきや相槌がないと，私たちは話をきちんと聴いてくれていないのではないか，別なことを考えているのではないかと不安になります。あなたも電話の中で相手から「うんうん」とか「ふんふん」といった相槌がないと，親しい仲なら思わず「ねえ，聞いてる？」とか「ねえ，どう思う」と確認した経験があることでしょう。

　コーチングでは「うなずき」や「相槌」によって，『私はあなたの話を聴いています』という大事なメッセージを伝えます。あなたが相手の話している内容が「正しい」とか「間違っている」と思っても，まだそれを伝える必要はありません。もしもあなたが「そんなことを言ってもね…」と否定的な一言を言うと相手はそれ以上先を話すのをやめてしまいます。大事なことは「私はあなたの話を聴いています」というメッセージを伝えるための「うなずき」や「相槌」なのですから。

　「うなずき」や「相槌」はタイミング・声のトーン・声の大きさ・表情・アイコンタクト・頭の振り方・言葉の使い方によって，より深く受け入れられていると感じてもらうことができます。あなたの「うなずき」や「相槌」は相手に「自由に話を続けてください」というメッセージにもなります。

【同意する】「ええ」　「はい」　「なるほど」　「本当ですね」　「わかります」
　　　　　　「やっぱりね」　「そうですとも」
【感嘆する】「へえー！」　「そうなの！」　「そうなんだー」　「すごいね！」　「やったね」　「すばらしいですね」　「さすが！」
【話を促す】「それで？」　「それから？」　「そうしたら？」　「それからどうなりました？」　「もっと話してください」

《ケース》
　Cさん　「目まいがちょっとひどかったのでしばらく横になっていたんです。」
　ナース　「そうでしたか。その後どうでしたか？」
　Cさん　「目を閉じていたら少し楽になりました。」
　ナース　「それはよかったですね。それからはどうなさいました？」
　Cさん　「２時間ぐらいですっかりよくなり電車で帰宅しました。」

　「うなずき」や「相槌」を上手にするにはふだんのトレーニングが大事です。日常でも友達との会話の中であなたも大きくうなずいてみたり，相槌を使ってみ

てください。あなたの友達がどんどん深く話を展開して、いつもの表面的な会話とは違ってくることに気づくことと思います。会話の中ではっきりと「相槌」の声を出す習慣、肯定的な声のトーン、そしてあなたの身振り（ボディランゲージ）があなたのコミュニケーションレベルをとても高くすることでしょう。

【傾聴のスキル３】相手の感覚を大切にしそれを受容する

あなたがコーチングをしている相手が自分の考えと異なるときがあります。そのときは最初から否定せず、まず相手が何を伝えようとしているのかを知るために一度は受け止めてあげることが重要です。その場で「判断しない・評価しない・批判しない」、相手の感情や考えをあるがままに受容することが効果的な傾聴になります。

《ケース１》
　　Ｄさん　「私が入院しちゃうと、おじいちゃんの食事を作る人がいなくなってしまうんです。入院なんか無理ですよ。」
　　ナース　「どうにかなりますよ。それより自分のことのほうが大事でしょう。」

このように反応されると私たちはどんな気持ちになるでしょうか。納得するどころか、この人には話しても無駄だと感じると同時に拒否反応が出てしまいます。このようなときはまずあなたが相手の気持ちを受け入れていることを伝えます。

　　Ｄさん　「私が入院しちゃうと、おじいちゃんの食事を作る人がいなくなってしまうんです。入院なんか無理ですよ。」
　　ナース　「おじい様のお食事のことがご心配なんですね。」

《ケース２》　小児病棟に入院中のＥくん（９歳）
甘いお菓子を食べるのを禁止されているＥくん。隠れてチョコレートを食べているところをナースに見つけられる。
　　ナース　「Ｅくん！　また食べたのね。あれほど言われてるのに。」
　　Ｅくん　「・・・」（うるさいなあ～、わかってるよ！）

これではこの先のＥくんとの会話がうまくいくとは思えません。良い悪いを批判する前に、Ｅくんの行動を受け入れてみましょう。

「食べたかったんだ〜」

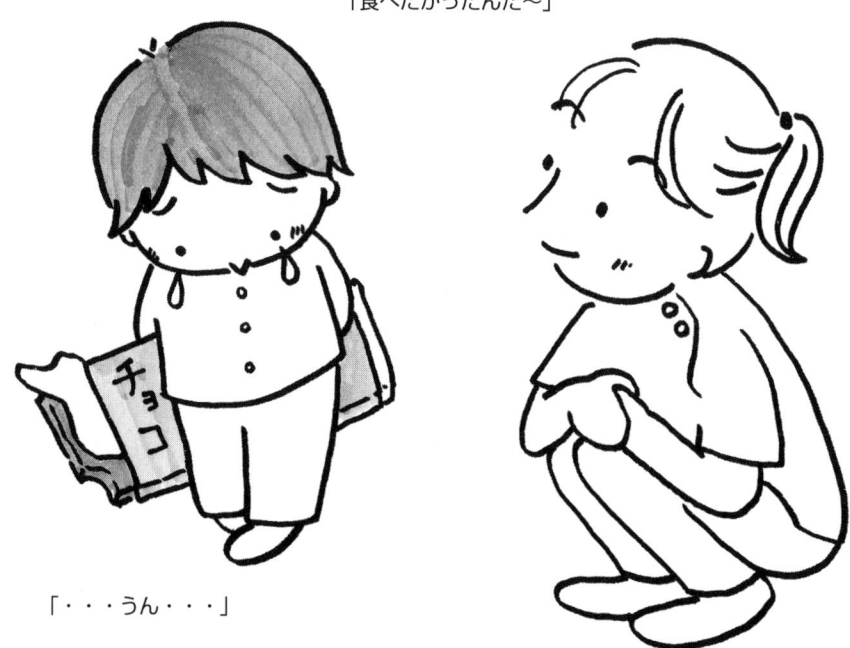

「・・・うん・・・」

相手の感覚を大切にしそれを受容する

ナース 「Eくん，どうしてもチョコレート食べたかったんだ〜。食べちゃ駄目って言われるとよけい食べたくなっちゃうんだよね〜。」
Aくん 「・・・」（うん）〈頬に涙がつたう〉

　これなら，これに続くEくんとの会話は心を開いたコミュニケーションに発展していくことでしょう。もっとも過度の励ましや容認は逆効果になることがあります。聞き手にそのまま受け入れられていると感じられると行動を起こすエネルギーになります。

【傾聴のスキル4】話のキーワードをくりかえす
　あなたがコーチングをしている相手の話している内容を理解したいとき，あるいは話の内容を確かめたいと感じたとき，相手の言葉の中で最も重要な部分（キ

「明日のことが気になって眠ろう眠ろうと思っても寝つけないんです」

「不安で眠れないんですね」

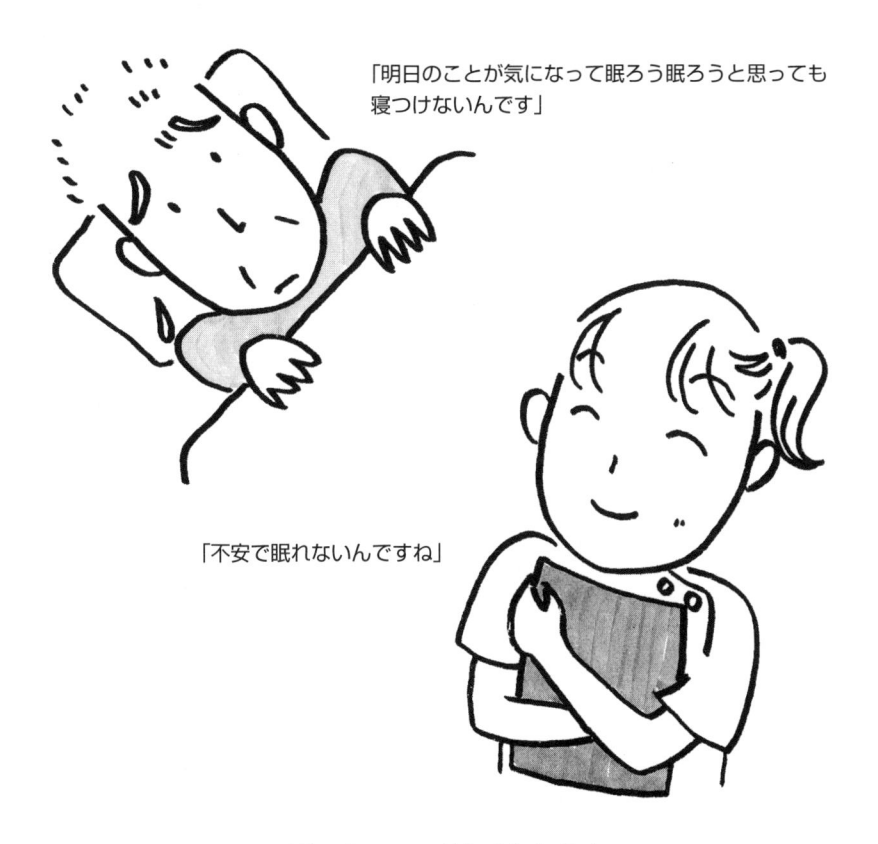

話のキーワードをくりかえす

ーワード)をタイムリーにくりかえすことです。特に込み入った話をしているときは，相手はあなたが本当に自分の話を理解しているのか不安に思うものです。『あなたの考えていらっしゃることはこのようなことですね』とくりかえすことで，あなたが相手の話を理解している，あるいは理解しようとしているというメッセージが伝えられます。このメッセージにより，相手は安心して話を先に進めることができます。また，あなたがキーワードをくりかえしてくれることで相手も今まで気づいていなかったことに気づくこともあります。

《ケース1》Fさんは手術後の深夜に創部が痛むので痛み止めの注射をしてもらった。でもすぐに痛みがぶり返した。

Lesson 9 「傾聴」のスキル　　47

| Fさん | 「痛い！痛〜い！体の向きを変えたいけれど痛くてできないんです。」 |
| ナース | 「痛みがひどくて動けないんですね。ここですか？　こちら側に少し向きを変えてみましょうか。」 |

《ケース2》食欲の出ない患者のGさん

ナース	「お食事は召し上がれましたか？」
Gさん	「さっぱりしたものはどうにかいただきましたけれど，お肉やお魚はどうも重くて…」
ナース	「お肉やお魚は重い感じで召し上がれなかったのですね。」

《ケース3》明朝検査を控えているHさんとの会話

| Hさん | 「明日のことが気になって眠ろう眠ろうと思っても寝つけないんです。」 |
| ナース | 「不安で眠れないんですね。」 |

このように相手が考えていることの事実を捉えて，キーワードとして伝えることで，相手は安心感を手に入れて話を続けることができます。

【傾聴のスキル5】相手の話を要約し確認する

　電話でのやり取りは相手の顔が見えません。ですから必ず私たちは要件の確認を行っています。ところが相手と会って話す場合に，指示・連絡事項以外では適度な相槌で終わってしまいがちです。相手の話の要点を自分の言葉に置き換えてみることで話の内容を整理し，まとめ，確認を取ることができます。何よりも自分なりの理解と受容の気持ちを伝えることができます。

《ケース》入浴しない患者について新人ナースと先輩ナースの会話

| 新人ナース | 「お風呂に入ってくださるように何度もお勧めしているのですが…。"検査入院ですぐに退院なんだから家に帰ってからゆっくり入るよ"，"汗なんかかいてないから"，"今日は見舞客があるんだ"とか色々な理由をつけて入浴なさらないんです。もうどう言えばいいものかと思って。」 |
| 先輩ナース | 「入浴していただくよう勧めるけれど，なかなか実行していただけず困っているんですね。」 |

【傾聴のスキル６】相手に共感する

　自分を相手の立場において感情を共有し，相手の感情を理解していることを言葉で伝えます。体験はしていなくてもそれに代わる想像力によって心を相手に添わせていく努力を見せます。相手に共感することで相手の話の内容を理解するだけでなく，相手の心の奥にある「話したいこと」を共に聴く姿勢が伝わります。相手は深く理解してもらえたと実感できます。

《ケース１》手術後に車椅子に乗ることからリハビリを開始したJさん

Jさん　「リハビリが大事なのはよくわかっているけれど，痛くて，つらくてやりたくなくなるのよ。こんなことしていたって無駄なんじゃないかと思ってしまう。本当にもう一度元気になれるのかしら…。」

ナース　「前のようにテキパキ動けるようにならなかったらどうしようと，不安と焦りの気持ちでいっぱいになるお気持ちは本当につらいでしょうね。」

《ケース２》出産後の新生児1か月検診を受診したKさん

Kさん　「それまでとても怖くていやだなーと思っていた看護師さんに，子供の1か月検診に行ったらお会いしたんです。そうしたらにっこり笑顔で，"お久しぶりですね。お元気？　○○ちゃん，大きくなったわね〜。毎日大変でしょう"って声かけてくれたんです。それに子供の名前を覚えていてもらえたなんて。自分のことを言われるよりずっと嬉しかったです」

あなた　「苦手意識を持っていた看護師さんに優しく声をかけられて，自分のこと以上に嬉しかったというお気持ちよくわかります。」

傾聴の効果的スキル
（１）話をさえぎらずに最後まで聴く
（２）相槌を打つ
（３）相手の感覚を大切にしそれを受容する
（４）キーワードをくりかえす
（５）相手の話を要約し確認する
（６）相手に共感する

Lesson 10

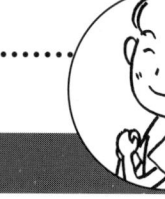

「承認」のスキル

　辞書で「承認」という言葉を引くと，『その事柄が正当であると判断すること。もっともなことだと思うこと』（『大辞林』第2版）とあります。承認の「認める」という言葉は，「相手の良いところを見て，心にとめる」，すなわち「見，とめる」が語源です。コーチングでは，常に相手を肯定的に受け止め，見て心にとめたことを言葉に出し，相手に伝えることを「承認（認める）」と呼んでいます。コーチングにおいて「承認」は相手の基盤や足場を構築するための大事なプロセスです。考え方，能力，事実，障害，強み，弱みなど一つずつ「承認」されるたびにエネルギーが湧き，ゴールに向かう足場を自分で強固に組み立てていきます。「承認」がないとそれらが自分にとって大事なものか否か，本当に必要なのか，あるいはこれで十分なのだろうかなど，存在そのものがあやふやになり，ゴールを目指す戦略や行動に力強さがなくなります。

■ 承認の種類

【ほめる】

　「ほめる」は大事な「承認」の一つです。でも，「ほめる」といっても「よいしょ」をしたり「おだてる」こととは違います。本当に「良い」と思ったことを素直に伝えることが基本です。

　「これまでのあなたのキャリアは素晴らしいわ。」

　「あなたに任せた患者様のアンケートだけど，とてもよくまとまっているわね。」

【気持ちを伝える】

　あなたの自分の気づきや感謝の気持ちをそのまま伝えることで「承認」します。

　「あなたの病棟での気配り，いつも感謝しているのよ。」

　「そのアイデアはとても面白いね。気がつかなかったよ。」

【事実を伝える】

　ほめ言葉をいうよりも，その人がいる環境や行動をそのまま伝えることで「承

認」します。
　「昨日のあなたの深夜勤は荒れて忙しかったようね。」
　「よくこれだけのたくさんの資料を集めたわね。」

【存在に気が付いていることを伝える】
　日常的な挨拶や声がけは「あなたの存在に気づいていますよ」というメッセージを込めた「承認」です。
　「こんにちは。」
　「元気にしている？」
　「疲れていない？」
　「気をつけてね。」

【叱る】
　相手の成長のために叱るのも立派な「承認」です。逆に無視することは存在そのものを「否定」することになります。

【まかせる】
　一つの仕事をその人に「任せる」ことは言葉以上の力強い「承認」です。

■「承認」のスキルを身につける方法
(1) 自分を認める
　「人から認められるとどんな気持ちになりますか？」と研修で受講者に問いかけると，「嬉しい」「やる気が出る」「自信になる」などの声が上がります。私たちは，他人に自分の存在や考えを認めてほしいという心理的な欲求を持っています。上司や部下，同僚に否定や批判をされるより，認められたほうがやる気が高まります。
　ところが，いざ実践となると躊躇してしまう人が多いのも事実です。今まで人から「承認」されたことの少ない人ほどなかなか素直に言葉が出ません。人から言われ慣れていないので，相手に対しても言いづらいのです。
　そのように感じている人は，まず自分自身を承認することから始めてましょう。たとえば，「今日の仕事は，思うようにできなかった」と思ったら，「今日の仕事は，ここまで良くやった」と肯定的な表現に変えて，自分を認めてあげます。
　自分を「承認」できると相手も「承認」できます。まずは，自分自身を一日一

回「承認」することから始めてください。

（2）よく観察する

「コーチは常にクライアント（相手）の味方」です。「承認」のポイントは，味方でいるというスタンスで，温かい関心を持って相手を観察することです。そして，「事実を具体的にタイミング良く伝えること」がポイントです。

「あの人は認めるところがない」と感じているとしたら，それは相手に対する関心が薄いのだと考えてみましょう。苦手に感じる相手ほど肯定的に受け止め，関心を持って観察するとあなたの視線や態度，聴き方が相手の強みに集中していきます。言葉だけでなく，肯定的なメッセージが相手に伝わります。

相手があなたに自分の意思を伝えようとするとき，言葉以外の情報を多く伝えてきます。アメリカの心理学者のメラビアン博士によると，表情，視線，身だしなみ，しぐさなどの視覚による情報伝達が55％，声の調子が38％，言葉の内容は7％と言われています。普段のコミュニケーションにおいて非言語の伝達はほとんど無意識でかわされています。この非言語の情報から多くの「承認」する情報を抽出できます。

（3）承認の伝え方

言葉による「承認」の伝え方は3種類あります。「あなた（You）メッセージ」，「私（I）メッセージ」，「私たち（We）メッセージ」です。

《あなた（You）メッセージ》

「あなたメッセージ」は「あなた」が主語で始まります。あなたメッセージは，肯定的な場合に有効です。一般的に「ほめる」「認める」「受け入れる」は「あなたメッセージ」です。ただし，相手によっては「評価されている」と受け取られる可能性があるので，使い方に注意が必要です。

「あなたは責任感のある人ですね。」
「あなたの報告はいつも正確ね。」
「（あなたは）とてもよくやったね。」
「（あなたは）いつも明るくさわやかだね。」
「（あなたは）親切なんだね。」

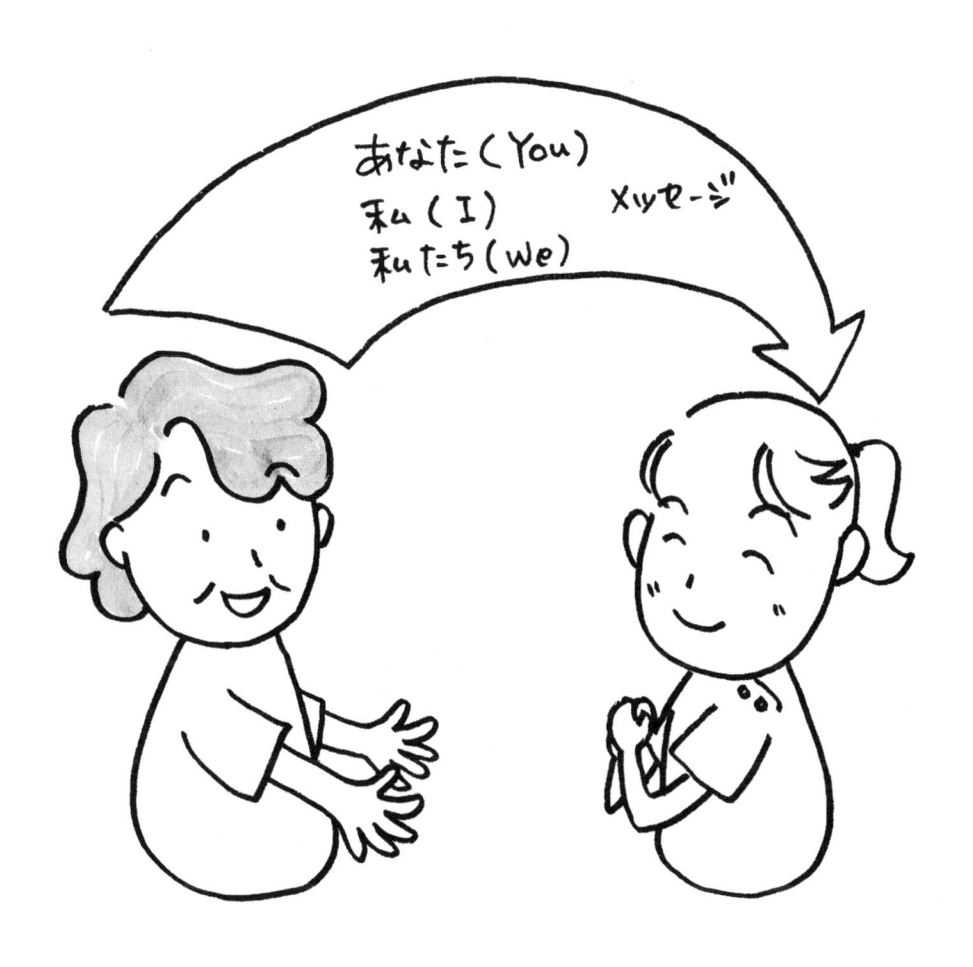

あなた（You）
私（I）
私たち（we）
メッセージ

承認の伝え方

《私（Ｉ）メッセージ》

「私メッセージ」は「私」が主語で始まります。「私は」というこちらが思っている事実を伝えているので，相手はあなたの言葉を受け取りやすいです。

「私はあなたの行動を見て勇気づけられたよ。」
「あなたの機転で私は本当に助けられたわ。」
「あなたが頑張っているのを見て（私は）とても励みになったわ。」
「（私は）うれしいのよ。」

《私たち（Ｗｅ）メッセージ》

「私たちメッセージ」は，主語が私たちです。相手との一体感を生む出す伝え方です。

「私たちの職場であなたのアドバイスが役に立っているよ。」
「あなたの姿を見て私たちもやる気になったのよ。」
「あなたのさわやかな笑顔が（私たち）みんなを和ませてくれるの。」
「あなたのおかげでみんなが一つにまとまったわ。」

（４）承認のポイント

ここで大切なことが３つあります。第一にあなたが相手を「承認」したことを口に出さずに黙っているのでは「承認」にはなりません。あなたが表情，態度，言葉などあらゆる方法を使って相手に『私はあなたを承認しています』というメッセージを伝えることが，コーチングの「承認」です。

第二は相手の夢，目標，行動，思い，そして過去の歴史を含めて，あなたは『正しい』，『正しくない』というような批評や解釈はしません。コーチングでは相手の隣にすわり100％の味方となって承認します。

第三は，コーチングでは相手の言葉の意味するところだけでなく，その言葉の奥深くにある感情や思い入れ，決意までも「承認」します。

Lesson 11

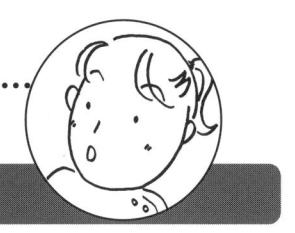

「質問」のスキル

■「質問」は誰のためのもの？

あなたがどんなときに人に質問するかを考えてみましょう。一番多いのは「相手の状況を知る」、「相手の能力や考え方を見極める」目的で、「質問者」が「回答者」から情報を抽出したり、確認するケースです。このようなケースでは会話の主導権は「質問者」にあります。

たとえば、面接官と受験者の関係がそうです。面接官は受験者がどれだけの能力と知識があるか試そうと質問します。それに対して受験者は、面接官の質問意図を汲み取り、自分が不利にならないように言葉を選びながら「正解」や「模範解答」を言えるように緊張で身構えながら質問を待ちかまえています。

医療の現場でも毎日同じことが起きています。医師やナースが患者に「質問する」のは、病状を把握して適切な処置をしていくための情報収集が目的です。ところが質問に答える患者にしてみると、「自分が答えた内容」が何を意味するのか、それによって何が起こるのか、ひょっとして自分のあいまいな答えによって手術になったり間違った治療をされてしまわないかと、不安や緊張感を抱えながら答えているのです。

コーチングの場ではクライアントとコーチは対等な関係です。コーチはクライアントの自己実現をサポートしていくために存在します。ですからすべての質問は、クライアント自身の気づきや思考の整理のために行われます。「質問」に対する「答え」は「模範解答」であったり、「正解」である必要は決してありません。「クライアントが必要としている答えはクライアント自身の中にある」という基本的な考え方があり、その答えを引き出すのがコーチの役割です。コーチはひたすらクライアントの内なる自分を引き出すために「質問」をします。

■「質問」には目的がある

コーチングにおける「質問」（コーチング・クエスチョン）は「相手が自分自身で考えを深めたり整理したりするための質問」であり、私たちがこれまで何気なくしていた「こちらが知りたいことを尋ねるための質問」とはスタンスがまっ

たく違うものなのです。あなたが色々な場面で診断・治療・ケアのために必要とする質問に加え，コーチング・クエスチョンを効果的に活用することで，早い段階で良好な信頼関係を確立し，患者の自発性や自立を高めることができます。コーチング・クエスチョンでは，あなたが質問の目的を常に意識しておくことがポイントです。

「質問」は目的によって次のようなものがあります。

(1) 情報収集の「質問」

あなたが相手の情報を必要とするときの「質問」です。
「どこが痛いですか？」
「どんな痛みですか？」
「あと何人の患者さんが待合室で待ってるの？」
「先生，今どこにいらっしゃるかしら？」

(2) 相手に好意や関心を示す「質問」

人は自分に好意的な関心を示す人に好意を持つ傾向があります。そこで相手への関心の高さを「質問」することで伝え，その「答え」を共通の話題にしながらラポール（親密感）を築くことができます。患者や新人ナースなど対面で生じる緊張や不安を和らげる効果があります。
「まぁ！　かわいいお子さんですね！　おいくつですか？」
「私も横浜に住んでいるけど，横浜のどのあたりですか？」
「今度のお休みどうするの？」

情報収集のための「質問」との大きな違いは，「質問する側」が特にその答えが必要というわけでなく，あくまでも相手との円滑なコミュニケーションを取るために質問をします。ここでの「質問」は会話のための潤滑油です。

(3) 相手の意識を内側に向けて考えを深めさせる「質問」

コーチングでは，質問によってクライアントの意識の深い部分にまで向けさせることで，本人が普段気づいていない真の願望や目標達成のための知恵を自ら探し当てていきます。[What] や [How] などの拡大質問をたくさんしていきます。このタイプの質問は考えるのに時間がかかります。質問するあなたも焦らずじっくりと待ってあげることが大切です。

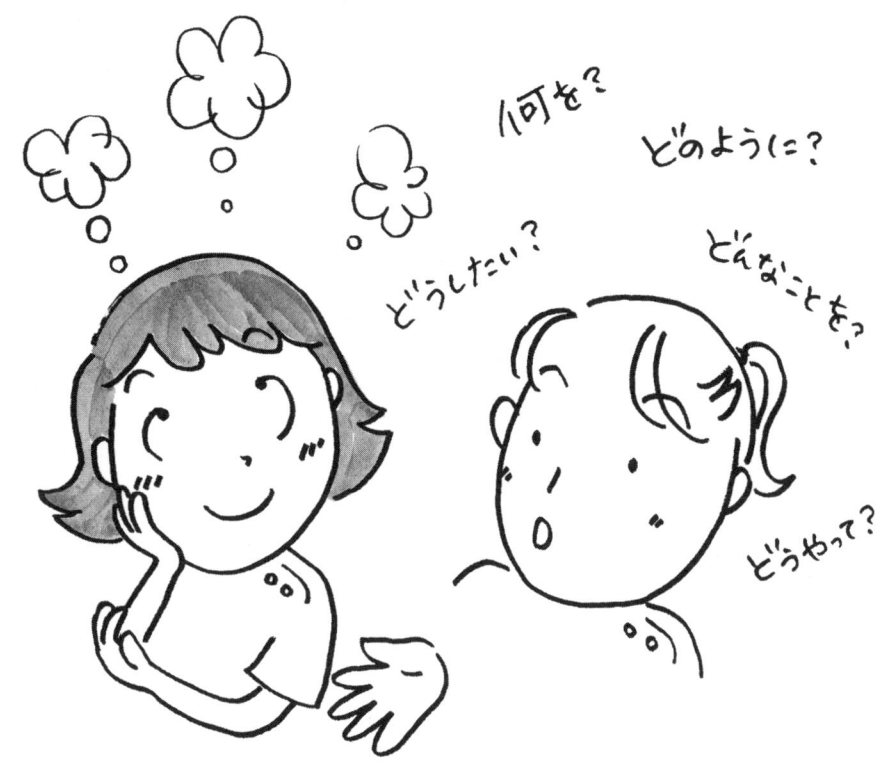

相手の考えを深めさせる「質問」をする

例　「タバコの本数を減らすために，どんなことならできますか？」
　　「何をしているときが，自分が一番イキイキとしていますか？」
　　「退院したら，何を始めたいですか？」
　　「ほかにはどんな方法が考えられますか？」

■ **コーチングで活用したい質問の種類と特徴**
◉「拡大質問」と「限定質問」
　「もし１週間の休暇が取れるとしたらあなたは何をしたいですか？」
　この質問にあなたならどう答えますか。人は質問されると自動的に答えようとします。たとえば，「子供の時に大きな病気で入院したことはありますか？」と過去について聞かれれば，過去の体験について一生懸命記憶をたどり，「５年後はどんな仕事をしていたいですか？」と未来の夢について聞かれれば，自分の未来に思いを馳せるでしょう。

Lesson 11　「質問」のスキル

質問にはそれまで外側に向いていた意識を一瞬にして自分の内側に向けるパワーがあります。中でも「あなたはどういう人生を送りたいですか？」とか「あなたが大切にしている価値観とは何ですか？」のように，考える幅と深さを要求される「拡大質問」(オープン・クエスチョン) は人の心の奥深くの潜在的な願望や感情に揺さぶりをかけ，表面に出させる力があります。コーチングでは，相手が望む結果を手に入れるために，相手の奥に潜む創造力や洞察力を高め，その人自身が持っている知恵やアイデアを引き出す効果が大きい「拡大質問」を意識的に多くします。「拡大質問」をされることによって，時には本人さえ気づかなかった意外な答えやキーワードが思い浮かんで，「はっ」とされることが度々あります。

　また，出会ったばかりでちょっと身を引いている場合は，「昨日はよく眠れましたか？」の〈閉口質問〉や「今日の夕食，中華とイタリアンとどっちがいい？」などの〈選択質問〉をして，答えを思い巡らす負担を減らし，答えやすくしていきます。これらを「限定質問」(クローズド・クエスチョン) といいます。

種　類	特　徴	例
拡大質問 (オープン・ク エスチョン)	・「考え」や「想い」が聴ける ・考える深さによって答えが違ってくるので，答えるのに時間がかかる ・質問の形態は「What (何を)？」「How (どうやって)？」が多い	「どのような痛みですか？」 「どんな時に不安を感じますか？」 「病気が治ったら何をやってみたいですか？」
限定質問 (クローズド・ クエスチョン)	・深く考えなくてもすぐに答えられるので相手に負担をかけずに答えてもらえる ・相手を誘導してしまうことがある ・「YES」「NO」で答える（閉口質問） ・「A,B,C」の選択で答える（選択質問）	「痛みはありますか？」 「昨日はよく眠れましたか？」 「次回の予約は10時，3時，4時のどれがご都合がいいですか？」 「シクシクと痛みますか，それともズキズキと痛みますか？」

◉「過去質問」と「未来質問」

　コーチングの目的はクライアントの自己実現に向けて前向きに行動を促すことです。悲観的，後ろ向き，言い訳になるようなアプローチは避けなければなりません。

　「過去質問」は内容によってはネガティブなアプローチになります。反対に相手の過去の成功経験を話してもらうことで，ポジティブにゴールへ向かわせることができます。

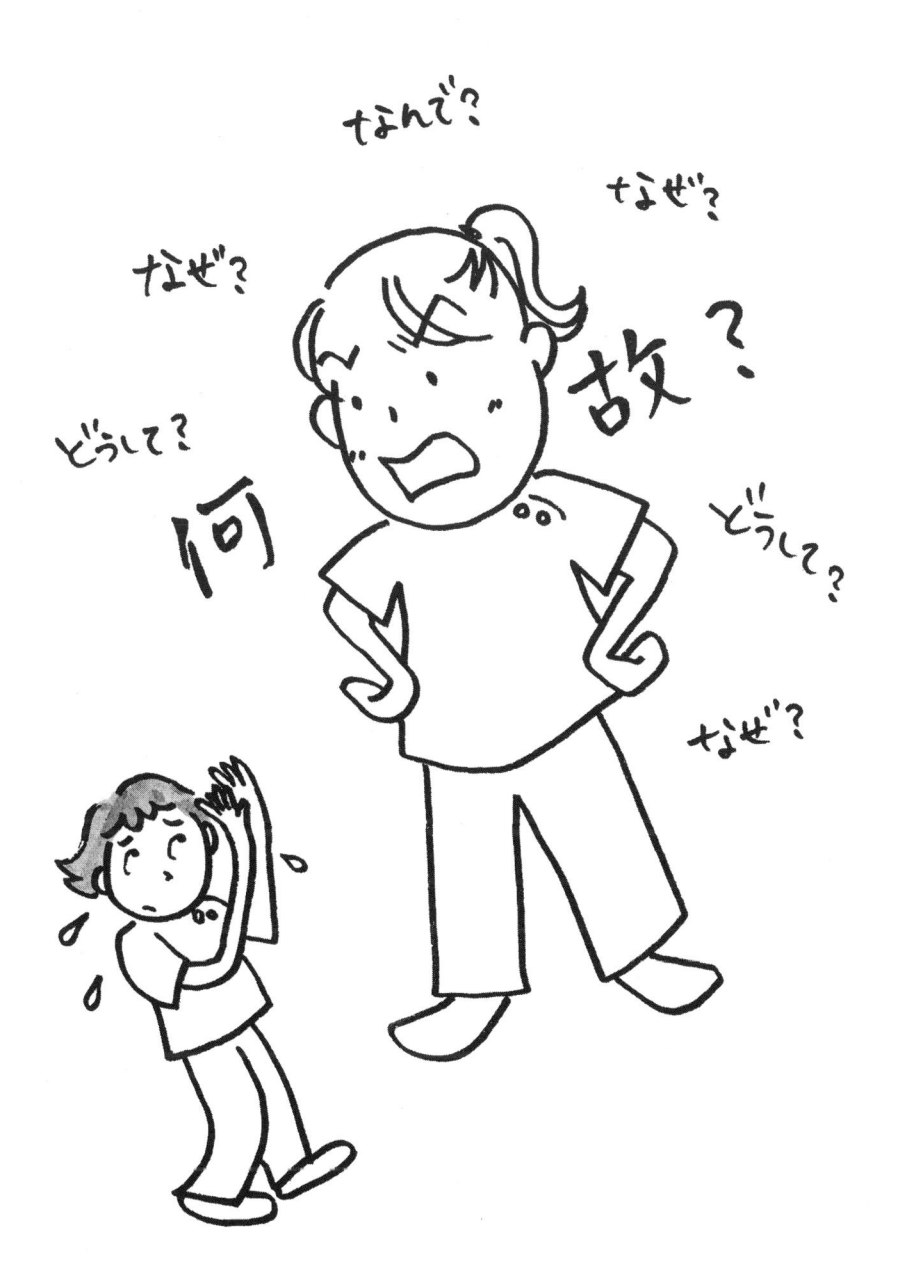

「質問」が「詰問」になると相手は心を閉ざす

Lesson 11 「質問」のスキル

「未来質問」はクライアントの意識を未来や肯定的に向けるような質問が効果的です。人は，ワクワクする自分の未来とか自分が考えだした答え・決断には前向きに行動します。効果的な質問にはそんなパワーがあります。

種　類	特　徴	例
過去質問	・意識を過去に向けさせる ・過去形での質問が多くなる	「その頃はどんな子供でしたか？」 「これまでに一番自分が輝いていたエピソードについて聞かせてください？」
未来質問	・意識を未来に向けさせる ・未来の言葉を多く含む	「5年後どうなっていたい？」 「この1週間にできることは何ですか？」

◉「否定質問」と「肯定質問」（前向きに行動を促す質問とは）

　コーチングは，問題解決を目的とするのではなく，クライアントの未来や可能性を引き出し，行動を促すことを目的としています。あなたが原因究明や問題解決に焦点を当てた質問をしていくと，クライアントが閉塞感を感じて行動にブレーキをかけてしまいます。たとえば，あなたの問いかけの中に「なぜ，そんな簡単なことができなかったの？」や「どうして，約束が守れなかったの？」といった「Why（なぜ）？」で始まる「否定質問」をされると相手は詰問されている気持ちになります。こうなると相手は，あなたに対して自己弁護したり，どうせ何を言っても理解してもらえないと感じて，ますます口や心を閉ざしてしまいます。

　ゴールに前向きに取り組むためには，「何が一番取り組みやすいですか？」「どのようにすれば，続けられますか？」など「What（何が）？」や「How（どうしたら）？」の「肯定質問」に置き換えて，相手が自分の意思で主体的に取り組んでいけるように問いかけることが大切です。

種　類	特　徴	例
否定質問	・質問の中に否定的な言葉を多く含むため，時には相手から責められていると感じる	「できなかった原因は何？」 「どうしてできなかったの？」
肯定質問	・質問の中に肯定的な言葉を多く含むので気持ちも前向きにシフトしやすい	「すぐにできそうなことはある？」 「はっきりしていることは，何と何？」

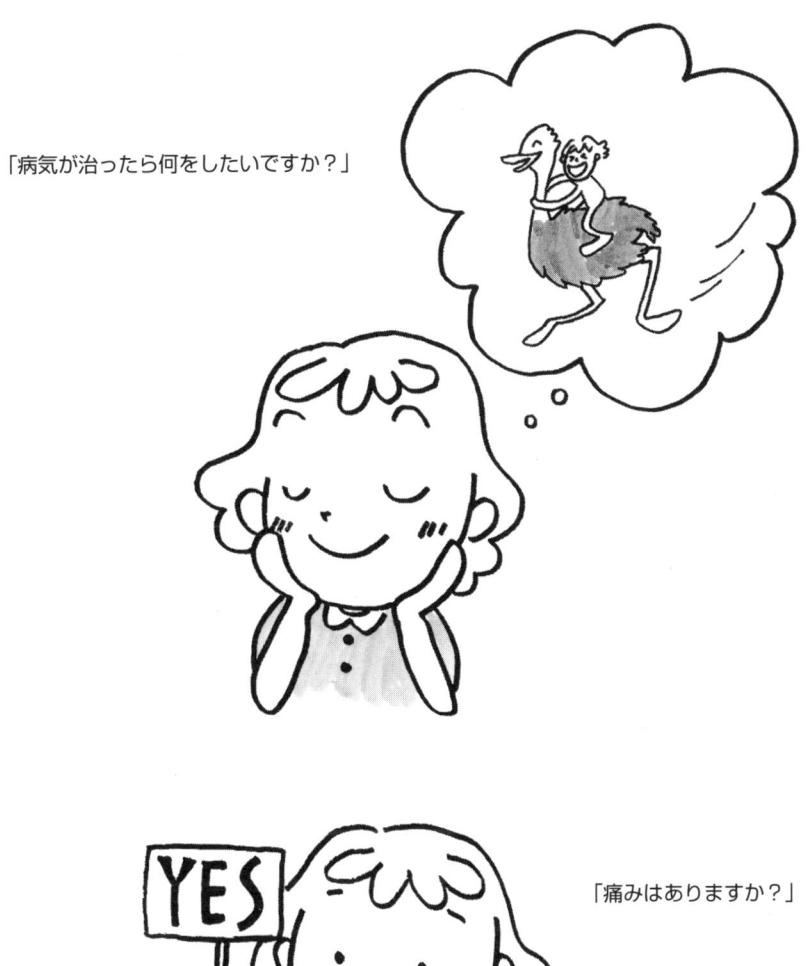

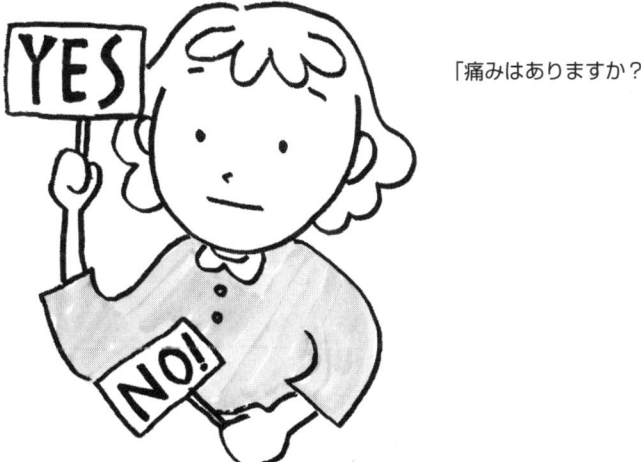

「病気が治ったら何をしたいですか？」

「痛みはありますか？」

拡大質問（オープン・クエスチョン）と限定質問（クローズド・クエスチョン）

Lesson 12

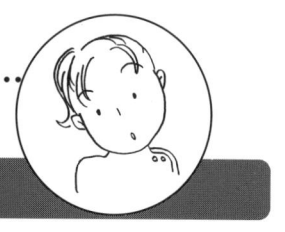

「提案」のスキル

　コーチングは相手の能力を引き出す技術です。でも相手に十分な知識がないと能力を引き出そうにも引き出せないものです。また，相手の経験が未熟であると誤った方向を目指してしまうかもしれません。このような時，あなたは相手に必要な知識を伝えたり，正しい方向を指し示す必要があります。具体的には患者さんの食事指導や，部下・後輩へのアドバイスなどです。コーチングでは「提案」と言います。

　「提案」は相手に「イエス」あるいは「ノー」と言える自由な選択権があります。これが「イエス」しか選択ができない「指示」や「命令」との大きな違いです。

　あなたが効果的な「提案」をすると，相手に自分が進もうとするプロセスやゴールをはっきりとさせ，目標に向かって行動を起こさせることができます。

■「提案」の効果的なスキル

(1)「提案」前に相手の話を十分に聴く

　相手のことを深いレベルまで理解してから「提案」をします。あなたが時間を惜しむあまりに相手の話を聴かず，相手の知識や経験を無視した「提案」をするとどうなるでしょうか。たまたまうまくいくこともあるでしょうが，たいがいは「大きなお世話」や「おせっかい」になってしまいます。これは知識や経験の深い人ほど陥りやすい失敗です。また，相手が年下だとついつい「傾聴」するプロセスを省略してしまいがちです。効果的に「提案」するには，それまでに相手の話を十分に「傾聴」して，良好な信頼関係を作っておくことが前提です。

(2) 許可をとってから「提案」する

　誰でも命令されたり指示されるのは好きではありません。特に好きでないことや面倒なことは聞いていても真剣には聞きたくなくなるものです。たとえば患者さんがなかなか食事を守れないときに，一方的に理由も聞かないで指示すると患者は耳を塞いでしまいます。「～するほうがいいんじゃない！」は命令であって

提案ではありません。

 あなた 「○○さん！このように食事療法をしてください！」
 患者 「はい」（けっ，聞くもんか）

    「○○さん！食事療法はこうしてください！」

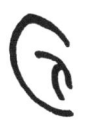

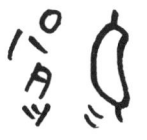

              「は〜い」（けっ！）

このようにならないようにするには「提案」するまえに許可をとります。

 あなた 「○○さん，一つご提案をしてもいいですか？」
 患者 「ええ，どうぞ」（おっ，どんな提案かな）

「○○さん！一つご提案しても
いいですか？」

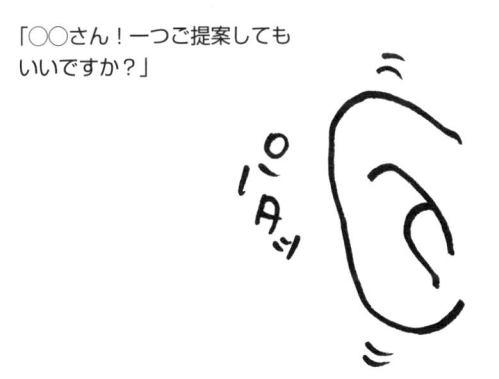

            「はい！」（おっ！どんな提案かなぁ）

許可をとってから「提案」する

この瞬間から，相手は耳を傾けてあなたの話を聴く準備ができます。

職場では相手が部下だと，ついつい指示・命令をしてしまいがちです。ところが，部下が一人立ちする過程にいるときに上司からの指示・命令が多いほど部下の成長は止まってしまうものです。

　　上司　「○○さん，**あなたに任せている**新人研修ね，大会議室を予約してくれる。」
　　部下　「あっ，はい。」

　これでは，部下は自分に仕事を任されているという気にはとうていなれませんね。まして部下が自分に任された仕事に一生懸命であればあるほど，意欲がそがれてしまいます。

　　上司　「○○さん，**あなたに任せている**新人研修ね，ちょっと思いついたことがあるんだけど，一つ提案をしてもいいかな？」
　　部下　「はい，ぜひ聞かせてください。」
　　上司　「研修の場所なんだけど，今年は人数が多いので大会議室がいいと思うの。」

　これでしたら，主体が部下であることを認識させたまま，自分の知識や経験から「提案」をすることができます。部下もあなたの提案に抵抗なく耳を傾けることができます。
　この方法は上司から部下だけでなく，部下から上司に提案する時にも使えます。ある病棟で新人の看護師が受け持ち患者のことで自分の看護計画のことを主任に相談しました。しかし，この主任はいつも話を全部聞かず「さっさと話して！」，「こんなのも知らないの！」，「いいからこうしなさい！」と言うものだから，新人は皆恐れをなしていました。ある日，新人の看護師は主任にこう言ったのです。

　　新人　「○○主任，患者さんのことでご意見をお聞きしたいのですが，15分間だけ時間をいただけますか？」
　　主任　「ええ，いいわよ。」

　なんと，その主任はゆっくりと新人の話を聞いてくれたのです。そして適切なアドバイスをしてくれました。おわかりでしょうか。「15分間だけ時間をいただ

けますか？」に「イエス」と答えた瞬間，主任の意識が新人の相談に耳を傾けようとシフトしたのです。

(3) 具体的かつ明確に「提案」する

　相手が耳を傾ける用意ができたらチャンスです。「提案」の内容は行動を起こしやすいように具体的でわかりやすく伝えます。でも相手が耳を傾けてくれる時間はとても短いと思ってください。だらだらした曖昧な「提案」だと，伝え終わる頃にはもう耳は塞がっていることでしょう。心を込めてストレートに伝えます。

> 「○○さんの生活に合った食事を栄養士さんに相談してみるのはどうでしょう。」
> 「まずは無理なく1か月後に2kg減量するというのはいかがでしょうか。」
> 「あなたの新人研修の補佐に○○さんを加えるのはどうかしら。」
> 「落ち込んでいる新人の○○さんには，あなたからゆっくりと話を聴く時間をとってあげるのはどうかしら。」

(4) 自由に「イエス」「ノー」の選択をさせる

　コーチングで大事なことは，意思決定は相手にあるということです。相手が知識もなく未熟であり，あなたが自分の知識や経験から「提案」をしたとしても，あなたの「提案」を選択するかしないかの最終的な判断は相手にあるのです。人は自分の意思で「イエス」と言ったことにはとてもモチベーションが上がります。そのことを自分の意思で選択したからであって，人の指示でやらされているのではないからです。指示・命令で無理矢理「イエス」と言わされたことは，どんな素晴らしい内容でもモチベーションが下がります。

　もし，相手がなかなか「する」か「しない」か迷っていても，相手が選択するまで待っていてあげてください。経験豊かなあなたがすぐに選択できる内容でも，相手にとっては迷う選択かもしれません。ついつい沈黙が長いと「こうするものよ」と言いたくなりますが，言った瞬間，相手は自分の意思で考えることをやめてしまうのです。

(5) 「提案」は1回に一つにする

　コーチングで「提案」する時には1回に一つの「提案」が一番効果的です。あなたがたくさんの「提案」をしたくても，その中から最も大事な「提案」を一つ

選んでください。そして相手があなたの「提案」から行動を起こし，成長していくステップを見守ってください。「傾聴」，「質問」，「承認」のスキルをうまく使うと，あなたがたくさんの「提案」をしなくても相手は自分の力で答えを考え出すことができるのです。短い時間にたくさんの「提案」をされると，いつのまにか相手はあなたに指示・命令されている気分に変わってきてしまいます。

提案の効果的なスキル
（1）「提案」前に相手の話を十分に聴く
（2）許可をとってから「提案」する
（3）具体的かつ明確に「提案」する
（4）自由に「イエス」「ノー」の選択をさせる
（5）「提案」は1回に一つにする

第3章

タイプ別コーチングで
レベルアップ

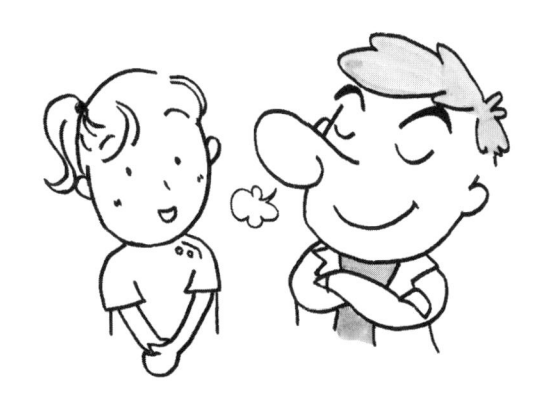

Lesson 13

タイプ別コーチング【タイプ分けの方法】

■ 相手のタイプに合わせたコミュニケーションのすすめ

　あなたは，職場やプライベートでついつい避けてしまう苦手タイプの同僚や友人がいませんか？「なにもあんなきつい言い方しなくてもいいのに！」とか「本当に重箱の隅を突っつくみたいに細かい人！」など，相手が自分の行動スタイルと違っていると，「理解できない厄介な人！」と思い込みます。時には相手を批判したり，「どうせ何を言っても無理！」とあきらめ，必要最低限の会話ですませようとします。これがプライベートな人間関係であれば，それでも何とかなるかもしれません。ところが仕事となると，そうはいきません。あなたがその人が苦手だからといって必要最低限のコミュニケーションですませていたら，職場のチームワークはおろか重要な患者さんの情報管理にまで悪影響を及ぼします。

　職場の人間関係の密度と手に入る情報量は比例するといわれています。人間関係が疎遠になればなるほど，必要な情報も入りにくくなります。チーム医療の現場では，それが患者さんの治療や生命にまで影響を及ぼすとしたら一大事です。でも，あなた自身や相手の行動パターンを知ることで，あなたは相手に合わせた効果的なコミュニケーションがとれます。そうすれば，人間関係や仕事がもっとやりやすくなり，ストレスも減るはずです。私たちの調査では，ナースが抱えているストレスの原因のトップは「職場の人間関係」でした。私たちはあなたがリーダーであれ新人であれ，相手のタイプを見分け，それに合わせたコミュニケーションをとることによってストレスが半分になると確信しています。

■「4つのタイプ分け」の方法

　あなたが関わりあう人たちを理解し，より良いコミュニケーションを図るための方法として「4つのタイプ分け」をご紹介しましょう。あなた自身はもちろんのこと，日頃の患者さんの言動や職場の仲間の仕事ぶりなどをよく観察し，どのタイプの傾向が強いのか考えてみましょう。

　4つのタイプには次のようなものがあります。

◉ コントローラー（支配型）　➡　人や物事を支配していくタイプ

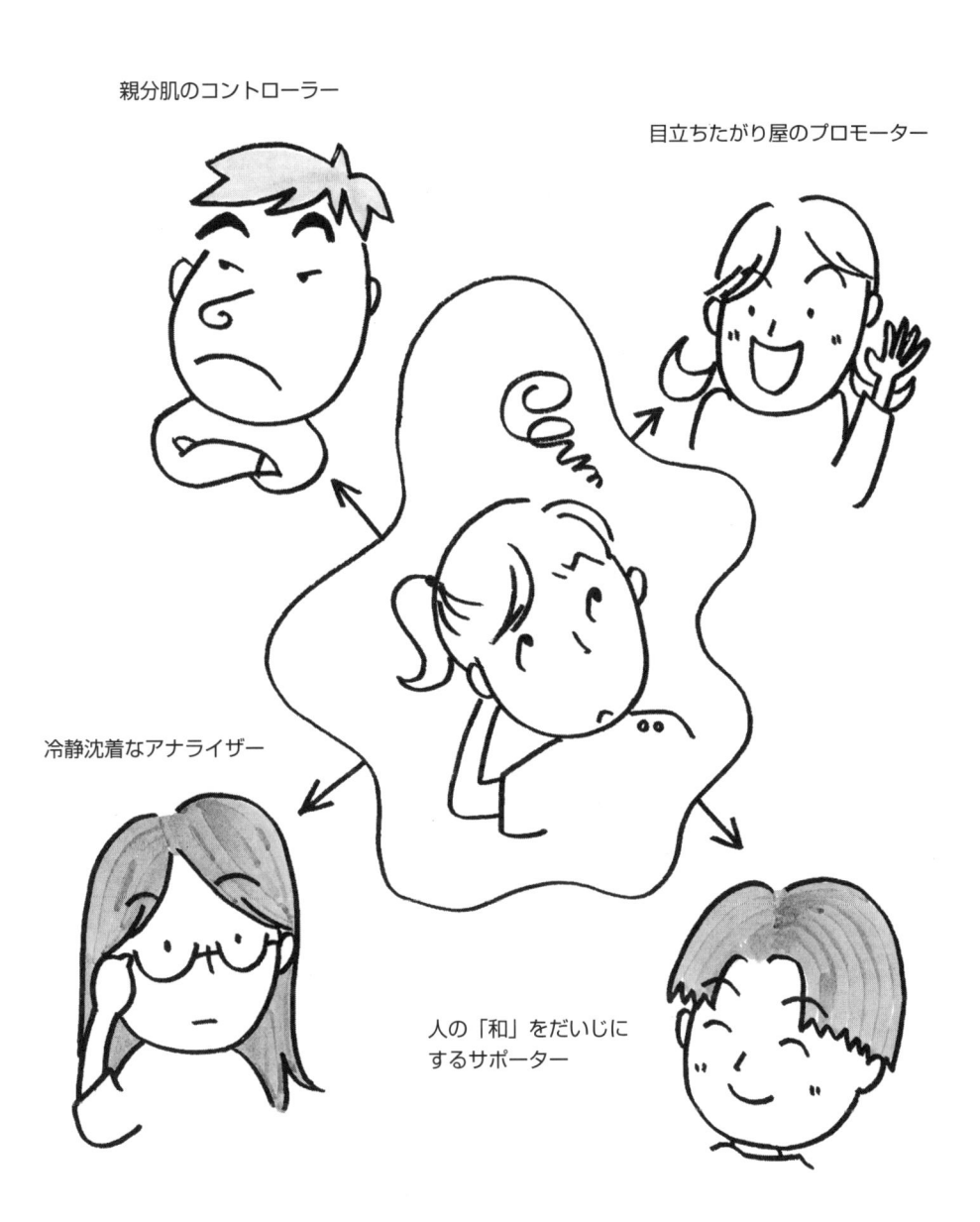

親分肌のコントローラー

目立ちたがり屋のプロモーター

冷静沈着なアナライザー

人の「和」をだいじに
するサポーター

相手のタイプでコミュニケーションが変わる

- ◉プロモーター　　（促進型）　➡　人や物事を促進していくタイプ
- ◉アナライザー　　（分析型）　➡　分析や戦略を立てていくタイプ
- ◉サポーター　　　（支援型）　➡　全体を支持していくタイプ

　この「4つのタイプ分け」は，鈴木義幸著『コーチングから生まれた熱いビジネスチームをつくる4つのタイプ』（ディスカバー21）を参考にしています。詳しく学びたい方はぜひ一読することをお勧めします。

　「4つのタイプ分け」は，コミュニケーション・スタイル・インベントリー[CSI]（Communication Style Inventory）を使って診断します。CSIは株式会社コーチ21が開発した診断方法で，オリジナルは40項目の質問から診断します。本書では株式会社コーチ21のご厚意で，20項目の質問からなるCSIの簡易版を掲載しました。完全版ではありませんが，傾向を見ることは可能です。なお，完全版は株式会社コーチ21のホームページ（http://www.coach.co.jp/book/book.htm）よりコーチング・インベントリー（タイプ分け for Coaching）の商品名で購入ができます。

《回答の際の留意点》

　インベントリーに回答する時のポイントは，なるべく1（とてもあてはまる）か4（あてはまらない）に振ってみることです。どうしても2（あてはまる）か3（あまりあてはまらない）でないと，という場合はそれで結構ですが，可能であれば振ってみる。そのほうがタイプがはっきり出ます。また，「もともとの自分はどうだろうか？」という問いかけの中でインベントリーに回答いただけたらと思います。どういうことかというと，たとえば本来はサポーター傾向が強いけれども，今は部下を指導する立場にあるのでコントローラー的な行動を多くとっているということがあるかもしれません。あるいは，もともとプロモーター傾向が強いのだけれども，仕事がマーケティングやプランニングなのでアナライザー的な面を出さざるを得ないということもあるかもしれません。こうした場合は，今の自分の役割に応じて回答するよりは，その役割を外したところで，素の自分はどうかという基準で回答をしてみてください。

「4つのタイプ分け」早見表

	コントローラー	プロモーター	アナライザー	サポーター
行動の傾向	・行動的でエネルギッシュ ・スピードが速い ・率直で単刀直入	・アイディアが豊富 ・順応性が高い ・社交的 ・話好きで楽しい人 ・現状維持より変化を好む	・行動は計画的で慎重 ・客観的で冷静 ・真面目で頑固 ・コツコツと粘り強い ・完全主義者	・人の援助を好む ・協調性が高い ・人の感情に敏感 ・人間関係を重視 ・決断に時間が必要
自己表現の特徴	・声が大きい ・ストレートな物言い ・「〜すべき」「〜のはず」という言葉が多い ・堂々とした表情や態度 ・威圧的な印象	・表情豊か ・身振り，手振りが多い ・早口でおしゃべり好き ・「すごい！」「うそ！」など感嘆詞が多い ・抑揚ある話し方 ・オープンな印象	・論理的な話し方（5W1Hで話す） ・モノトーンな表情と話し方 ・言葉を選び慎重に話す ・メモ上手，メモ魔 ・感情表現は不得意 ・クールな印象	・受容的な態度と言葉 ・ゆったりとした口調 ・遠慮深い ・「〜していい？」と同意を求める ・優しく穏やかな印象
強み	・目標への集中力 ・確固たる信念 ・リスクを恐れない ・強いリーダーシップ ・結果を出す ・チャレンジ精神旺盛	・人から好かれる ・臨機応変で柔軟 ・楽しく前向き ・コミュニケーションが上手 ・創造力豊か	・冷静な判断力 ・論理的思考 ・忍耐力，持久力 ・堅実で確実 ・精度を高める	・人への安心感 ・人への気配り ・人間関係作り ・相手の感情把握 ・聞き上手
弱み	・独断と偏見を持ちやすい ・威圧的でけんか腰 ・せっかちで待てない ・相手の気持ちに鈍感 ・結論を急ぎすぎ	・しゃべりすぎて人の話を聞かない ・地道なことが苦手 ・あきっぽく忍耐に欠ける ・思いつきで行動	・自己弁護が強い ・頭でっかちになる ・とっつきにくい ・決断や行動が遅い ・頑固で融通が利かない	・優柔不断 ・人の目を気にしすぎ ・妥協しすぎる ・自己主張できない ・受動的になりすぎ
動機づけ	・権限 ・率直 ・競争	・楽しさ ・新しい環境 ・自由	・情報の提供 ・充分な時間 ・一人の時間	・周りからの承認 ・安心できる人間関係

Communication Style Inventory 簡易版

あなたの日頃の人との関わり方やものの考え方を振り返り，下の項目について該当する数字を○で囲んでください。

　　　　1=よくあてはまる　　　　2=あてはまる
　　　　3=あまりあてはまらない　　4=あてはまらない

1	自己主張することが下手だと思う	1 2 3 4
2	常に未来に対して情熱を持っているほうだ	1 2 3 4
3	他人のためにしたことを感謝されないと悔しく思うことがある	1 2 3 4
4	嫌なことは嫌と，はっきり言える	1 2 3 4
5	人にはなかなか気を許さない	1 2 3 4
6	人から楽しい人とよく言われる	1 2 3 4
7	短い時間にできるだけ多くのことをしようとする	1 2 3 4
8	失敗しても立ち直りが早い	1 2 3 4
9	人からものを頼まれるとなかなかノーと言えない	1 2 3 4
10	たくさんの情報を検討してから決断をくだす	1 2 3 4
11	人の話を聞くことよりも自分が話していることのほうが多い	1 2 3 4
12	どちらかというと人見知りするほうだ	1 2 3 4
13	自分と他人をよく比較する	1 2 3 4
14	変化に強く適応力がある	1 2 3 4
15	何事も自分の感情を表現することが苦手だ	1 2 3 4
16	相手の好き嫌いにかかわらず，人の世話をしてしまうほうだ	1 2 3 4
17	自分が思ったことはストレートに言う	1 2 3 4
18	仕事の出来栄えについて人から認められたい	1 2 3 4
19	競争心が強い	1 2 3 4
20	何事でも完全にしないと気がすまない	1 2 3 4

●採点方法

　表の数字は設問番号を表します。表に各設問に対するあなたの回答の数字を書き込み，その合計点を記入したのち，計算式にしたがって各タイプの点数を出してください。

コントローラーの点数＝11－下記合計点　　　　　　　　　　　　　　　　　　点

4	7	17	19	20	合計点

プロモーターの点数＝12－下記合計点　　　　　　　　　　　　　　　　　　　点

2	6	8	11	14	合計点

サポーターの点数＝12－下記合計点　　　　　　　　　　　　　　　　　　　　点

3	9	13	16	18	合計点

アナライザーの点数＝13－下記合計点　　　　　　　　　　　　　　　　　　　点

1	5	10	12	15	合計点

●診断方法

　前ページで算出された各タイプの点数を下の表にマークしてみてください。いちばん数値が高いものが，あなたが傾向の強いタイプです。

	コントローラー	プロモーター	サポーター	アナライザー
以上 +5				
+4				
+3				
+2				
+1				
0				
-1				
-2				
-3				
-4				
-5 以下				

Lesson 14

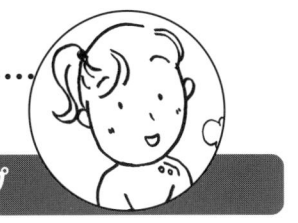

「親分肌」のコントローラータイプ

■ コントローラータイプ（支配型）について

　このタイプは，大学病院でボスと呼ばれているような教授やワンマン経営の病院長をイメージするとわかりやすいでしょう。あるいは職場で大声で指示や命令を出す「私についていらっしゃい」タイプの上司を思い浮かべてください。あるいは独立起業している中小企業の社長さんの多くがこのタイプです。一番少ないタイプですが，どの職場にも必ず一人や二人はいます。

　コントローラーの人はとても行動的で，自分の思いどおりに物事を進めようとするために「場や人を支配しようとする」のです。そしてこのタイプの特筆すべき特徴は「人から指示されたり，コントロールされることを何よりも嫌う」ことです。

◉ コントローラータイプの著名人

　石原慎太郎（東京都知事），織田信長（戦国武将），　スカーレット・オハラ（映画「風と共に去りぬ」の主人公）

◉ コントローラータイプの行動パターン

- ☐ 支配的・威圧的な態度・言動
- ☐ 行動的でエネルギッシュ，パワフル
- ☐ 決断力がある
- ☐ 正義感が強い
- ☐ 回りくどいことが嫌い
- ☐ 仕事や決断のスピードが速い
- ☐ 人の話を聞かず，結論を急ぐ
- ☐ 相手が遅いとイライラする
- ☐ 人間関係よりも仕事を優先する
- ☐ 自分の内面や優しさを外に出すのが苦手

◉コントローラータイプの自己表現のしかた
- □ 姿勢がよく堂々とした態度，自信ありげな表情をする
- □ 腕組みや足組みをよくする
- □ 声が大きく，ストレートな物言いをする
- □ 「～すべき」「～のはず」という言葉を連発する
- □ 決めつけた言い方で，特に語尾が断定的で口調が強い

◉コントローラータイプの対人関係
- □ 人を寄せ付けない印象を与える
- □ 人をコントロールするのが好き
- □ 自分をコントロールしようとする人には大反発する
- □ 闘いを通じて相手を知ろうとする
- □ 自分以外の人間は弱い存在と思っている
- □ 人をなかなか信頼しない
- □ 人の気持ちにはあまり関心がないか，鈍感なほう
- □ 自分の内面の弱さを見せないようにするために相手を責める

■ コントローラータイプとの接し方

　コントローラーの上司としっくりうまくいっていると仕事もはかどり，活気のある職場になります。上司は頼りがいがあり，チームは一つにまとまっていきます。ところがコントローラーの上司とうまくいっていないときは，ギクシャクするだけでエネルギーだけがどんどん消耗する最悪の職場になります。部下の話を聴こうとしない一方的なコントローラータイプの上司ほど現場でのトラブルも多く，ナースの離職率が高くなります。

　あなたの部下がコントローラータイプであると，上司としてはやりにくいものです。なにしろコントロールされるのがいやなわけですから，ことごとく部下はあなたに反発してきます。またチームのなかで何でも場をしきろうとするコントローラータイプが二人いると最悪です。互いにしのぎを削るようになり，派閥が生まれ，最後は派閥争いが始まります。

　患者さんもコントローラータイプの人ほど，こうだと思ったら頑固になるので要注意です。もともと人にコントロールされるのが嫌いですから，医師やナースのあなたがコントロールしようとしていると思ったら反発や抵抗をします。こういう患者は「わがままな患者」という烙印をおされてしまうものです。

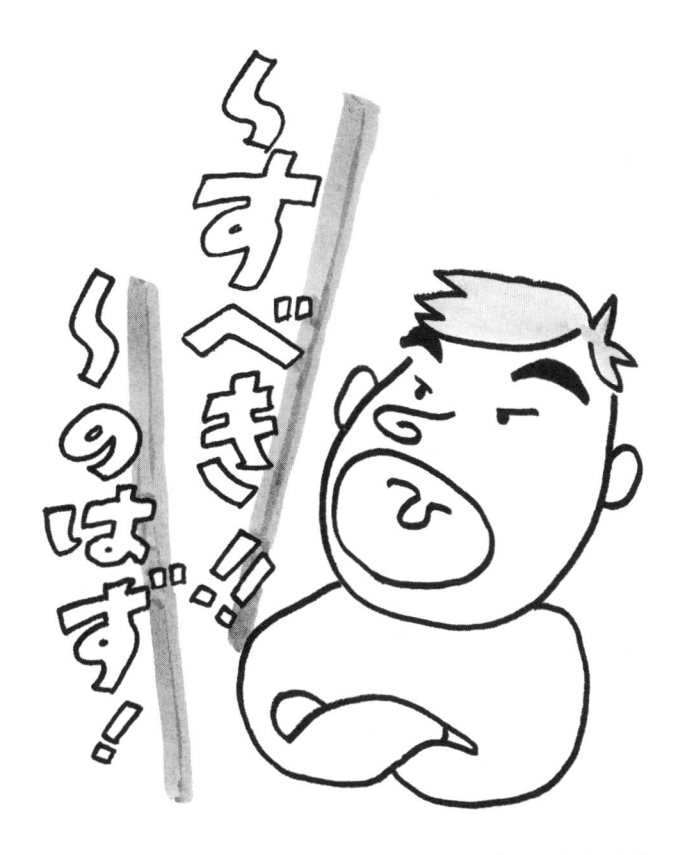

コントローラーは自分の思い通りに物事を進めようとする

　それではコントローラータイプの人にコーチングをするにはどのように接するのがいいのでしょう。

(1) 相手をコントロールしない
　このタイプは，命令されることが大嫌いです。あれこれと指示を出して，相手をコントロールしようとしないこと。とはいえ，仕事ではそうはいきません。でもコントロールされていると思わせないような言い方一つで相手は動いてくれます。特にこのタイプは仕事を任せたり委譲することによって能力を発揮します。「この仕事を頼めるのはあなたしかいないの！」とか「あなただったらきっといい結果が出せると期待してるからね！」のように結果に責任を持たせます。そして，途中で細かく口をはさまず主導権を委ねることで，本人はどんどんやる気になります。

コントローラー上司には「教えてください」というスタンスで接するとうまくいきます。たとえば，上司の指示に対してあなたが「なぜそうするんですか？」と質問した途端に，相手はあなたが自分をコントロールしようとしているとみなします。続いて険しい表情で腕組みをし，あなたに猛然とくってかかるか，「あんた，やる気がないんじゃないの。口ばっかり働かせないでさっさと仕事にかかりなさい！」と倍返しの強い命令が飛んできます。このような時は「一つわからないことを教えていただきたいので，少し時間をとっていただけますか」と聞くのがいいでしょう。

　コントローラータイプの患者さんには，常に「自分で決める」という立場をとらせてあげるのがいいでしょう。たとえば「Aさん，この病気をよくするにはこの薬をのんでください」というところを，コントローラーのAさんに選択権を与えると次のような言い方になります。「Aさん，この病気をよくするにはこの薬をお奨めします。この薬を飲むことについてAさんはどうお考えになりますか？」

（2）早いスピードに合わせる

　コントローラーは迅速な対応をする人を信頼する傾向があります。そこで相手の速いスピードに合わせることが大切です。特に，このタイプの上司は，仕事でのスピード感を評価します。したがって指示された仕事や依頼事項は早めに着手し，先延ばししないなど「迅速な対応・早めの返事や報告」が信頼を得るためには不可欠です。

（3）攻撃的な態度に惑わされずストレートに話す

　コントローラーは，言葉で仕掛けて相手を試そうとする傾向があります。あなたに向かって「なんでそんなやり方でやるの！」，「私の言ったとおりにやらなければだめよ！」と威圧的，否定的な言葉だったり，「結局何がそのことで問題なの？」と口論を仕掛けたりして相手の反応をみようとします。まさにどこの職場にもいて，「とてもできるんだけど口は悪いし，意地悪な先輩なのよね」の声が聞こえてきます。

　ところが，コントローラーは自分の言葉に相手が過剰に反応したり沈黙してしまうと「感情的な人，弱い人，できない人」とみなして，相手を見下してしまう傾向があります。コントローラーに回りくどい説明や言い訳めいた曖昧な言葉は，イライラされる原因となります。「この場合は○○の方法が効果があると思います」，「あいにく，今手が離せません。30分後でもよろしいでしょうか」というよ

「ちょっと教えて欲しいのですが…」

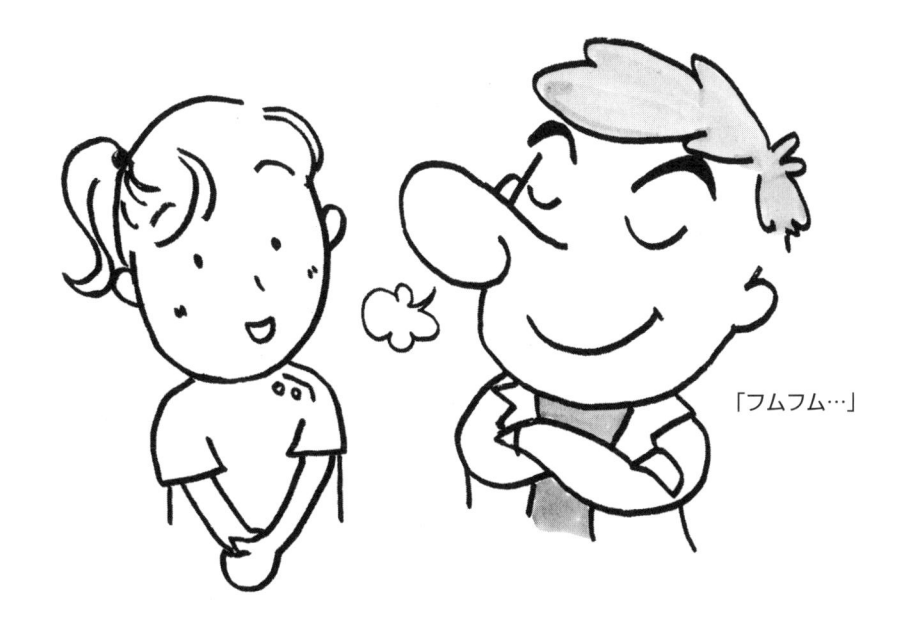

「フムフム…」

コントローラーの上司はコントロール（支配）しない！

うに，思ったことは素直に率直に話すことが大切です。

(4) 目標達成のためのプロセスにも意識を向ける

　コントローラータイプはゴールに向かって全速力で進む傾向があります。ところが途中で発生する様々な問題を軽視したり，見落としがちのところがあります。特に，人間関係や業務上のトラブルがあることを気づかないまま一人突っ走ってしまい，あとで大きな問題に表面化してから初めて気づくことがあります。あなたの部下であれば，業務を委譲したあとでも時々「あなたのプロジェクトについて現状を聞かせて」と伝え，そうした問題にも目を向けさせて相手の見逃しがちな点を指摘してあげることも必要です。ここで「あのプロジェクト」と言わず，「あなたのプロジェクト」と言い換えるだけで，相手は自分が任された自分のプロジェクトという意識が強まります。

Lesson 15

「目立ちたがり屋」のプロモータータイプ

■ プロモータータイプ（促進型）について

　プロモーターはオリジナルな発想を大切にします。自発的でエネルギッシュ，夢があり，好奇心が強く，楽しいことが大好きです。活気のあることをするのを好みます。その人がいるだけでその場の雰囲気が明るく楽しくなるので多くの人に好かれます。いわゆる「楽しい人」です。このタイプは忘年会で職場とはまるで別人のように明るく張り切って，場をしきっている同僚をイメージしてください。盛り上げるアイデアもいっぱいで，ビンゴゲームではいつのまにか司会役になっています。もちろん二次会の手配もばっちりで，スマートに行動します。

　目立つことが大好きで，「すごいねぇ！」とほめられるとますますエネルギーレベルが上がります。ただし，飽きっぽいので打ち上げ花火のような短期間で達成するイベントは得意ですが，長い期間をかけて一つのことを達成したり持続するのは苦手です。営業や企画，広報などに多いタイプです。

　このタイプは自分の発言やアイデアを無視されたり，頭から否定されたりするとモチベーションが一気に下がってやる気をなくしてしまいます。また，マニュアルどおりの仕事が苦手です。誰も来ない広い地下室で山積みとなった古いカルテからHBs抗原陽性患者の抜き出し作業をコツコツさせたら，人生最悪の気分に落ち込んでしまうでしょう。まして，その仕事が誰にも評価されるようなものでないと気づいたら，ますますしぼんでしまいます。

● プロモータータイプの著名人

　長嶋茂雄，明石家さんま，両津勘吉（マンガ「こちら葛飾区亀有公園前派出所」主人公の警察官），豊臣秀吉

● プロモータータイプの行動パターン

- [ ] アイデアが豊富で創造力・先見性がある
- [ ] 夢を語るのが好きでエネルギッシュ
- [ ] 人と活気のあることをするのが大好きで，場を盛り上げるのが上手

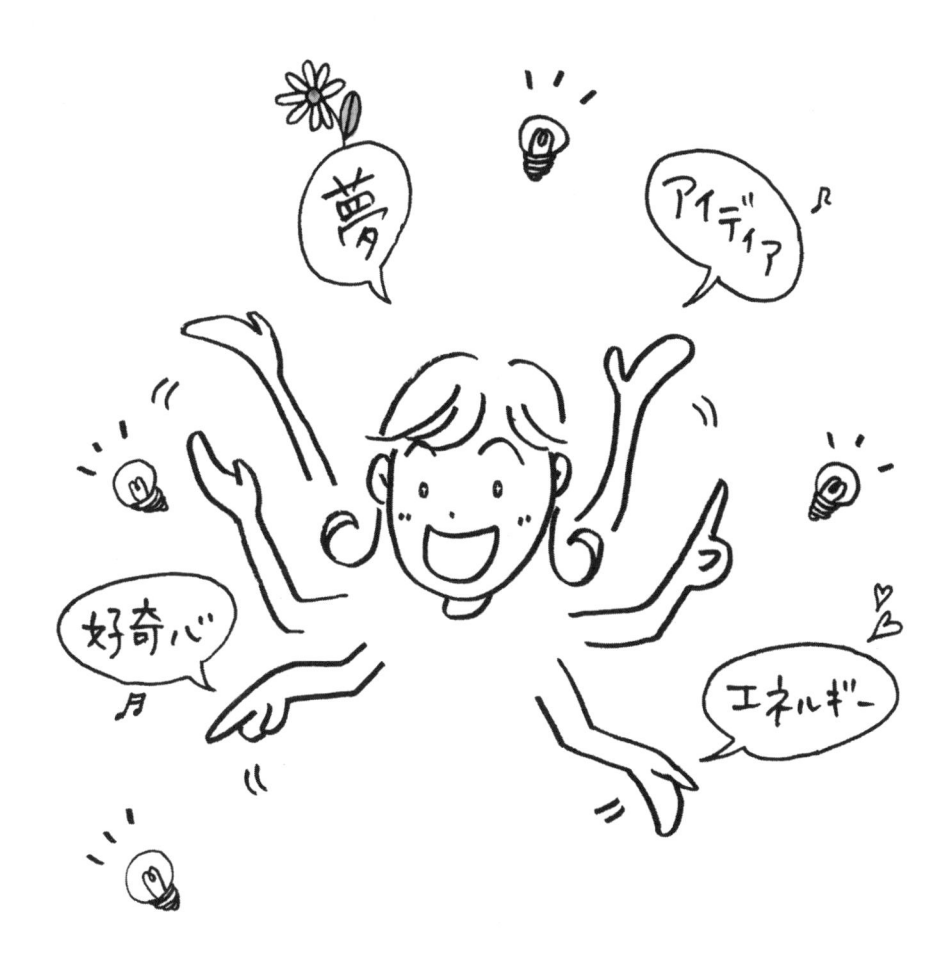

プロモーターは夢とアイデアのある楽しい人

- [ ] 人間関係や職場環境の変化や混乱に強く，順応性が高い
- [ ] 新しいことを始めるのが得意だが飽きっぽい
- [ ] 現実的なプランを立てたり計画どおりにやるのは苦手
- [ ] 「目立ちたがり屋」「うぬぼれ屋」「お調子者」と思われることがある
- [ ] 話の展開が早く，聞き手がついてこられなくなる

◉ プロモータータイプの自己表現のしかた
- ☐ 声や表情が明るくイキイキとして感情表現が豊かである
- ☐ 会話のなかで「すごい！」「うそ！」「ステキ！」「最高！」などの感嘆詞や「バンバン！」「バッチリ」「ガンガン」など擬音語が多い
- ☐ 身振り手振りが多く，早口で抑揚のある話し方をする
- ☐ おしゃべり好きで，話があちこち飛びやすく展開も早い

◉ プロモータータイプの対人関係
- ☐ いわゆる「楽しい人」
- ☐ 自分ばかり話して，人の話はあまり聞いていない
- ☐ 社交的で初対面の人とでもすぐに打ち解けることができる
- ☐ 感情表現が豊かでオープンな印象
- ☐ 人をほめるのが得意で，それ以上にほめられるのが大好き
- ☐ 人のモチベーションを上げるのが上手
- ☐ 「古い習慣」「規則」「これまでの前例」といったものにとらわれないので，保守的な職場や人間関係の中では誤解や衝突が起きやすい

■ プロモータータイプとの接し方

若手クラスにプロモーターがたくさんいると職場は活気が溢れます。とにかくワクワクすることが大好きです。『患者に喜ばれるクリニックに変身するアイデア募集！』をすれば，目を輝かせてこれでもかというぐらいに山ほどの新しいアイデアをもってきます。しかし，まったく創造性の発揮できない硬直化した古いタイプの職場だと，プロモーターはストレスがたまり，最後はしおれた花のようにショボンとしています。

（1）相手の自主性やアイデアを尊重する

このタイプはこちら側のやり方を強要したり，決まりきったことばかりさせられるとやる気をなくしてしまいます。彼らは物事や仕事などの取り組みについて常に新しいアイデアを持っています。自分のアイデアが認められたり，尊重されて任されると実にいきいきと取り組みます。

　あなた　「今度のＦ病院との懇親会の準備はあなたに任すわ。」

部下	「わかりました，ゲストが楽しめるように準備します。任せてください。」
あなた	「お願いね，あなたにみんな任せたわ。それで場所だけど○○飯店がオープンしたので一度行ってみたかったの。会費は5千円ぐらいね。あと，ドクターたちにいっぱい来てもらうように病棟医長に言うのよ。ドクターたちの会費は8千円ね。院長には必ず挨拶をしてもらってね。それから…」
部下	「はぁ…」

　これではプロモータータイプの部下はやる気をなくしてしまいます。それどころか，あなたは部下に任せると言いながら，最後まで懇親会の計画を自分で考えて部下に指示をすることになります。ここであなたは「仕事を部下に任せて節約した時間をほかに回すことができる素晴らしいチャンス」をみすみす逃しているのです。これではあなたはいつまでも自分の時間もない忙しい上司を続けなければなりません。それではアプローチのしかたを変えてみましょう。

あなた	「今日の会議で話したF病院との懇親会だけど，準備をあなたにお願いするわ。」
部下	「わかりました，ゲストが楽しめるようにします。任せてください。」
あなた	「あなたならどんな懇親会にする？」
部下	「そうですね，私なら場所は○○ホテルで，？」
あなた	「それってとても楽しそうね！あなたの詳しい計画が決まったら教えてね。」
部下	「はい！」

　これであなたは仕事をプロモーターの部下に任せることで，自分の時間を作り出すことができます。

（2）問題の最重要ポイントに意識を向けさせ，ゴールの焦点を絞る
　プロモータータイプはアイデアが豊富で，いろいろなことに首を突っ込んでしまいます。しかしその時に自分の中で一番盛り上がっている課題に心を集中してしまう傾向があります。そのために自分が関わっているいくつもの課題のそれぞれの重要度，優先順位のバランスがとれていないことがあります。また，アイデ

アそのものの方向性があいまいだったり，具体性に欠ける傾向があります。たとえば次のような投げかけによって問題の最重要点を押さえ，ゴールの焦点を絞ります。

「今あなたが抱えている重要な課題をすべてあげてください。」
「あなたが重要と考えている理由をひとつひとつ話してください。」
「優先順位を付けるとしたらどうなりますか？」
「どれから始めようと考えていますか？」
「具体的には，どのように進めていくのですか？」

（3）仕事を抱え過ぎる前に人に委譲する
　プロモーターは，多くの計画を同時進行することを好み，一つの課題だけに専念することを嫌います。おまけに自分が出したアイデアは自分でやらないと気がすまない傾向があります。その結果，忙しくなって時間がなくなり，どれもが中途半端になってしまう傾向があります。タイムマネジメントを身につけさせることが必要です。新しい計画を立てたらそれを誰かに任せていくように引き出していくことも必要です。

（4）最高のほめ言葉をあげる！　頭ごなしに否定しない！
　プロモーターは理想化された自己イメージを持ってます。そして自分のアイデアにとても自信を持っています。プロモーターにとって「最高！」「さすが！」「いいねえ！」「すごい！」といった**感嘆詞（！）のつくほめ言葉は最高の賛辞**であり，モチベーションがあがり，エネルギーがどんどん湧いてきます。
　ところが彼らのユニークで独創的なアイディアは実現が難しいことも多いのです。それを頭ごなしに否定しないことが大切です。「ほんとうによく考えたの？」「だめだめ！」「最低！」「なんで！？」「……！」といった否定的・批判的言葉に案外弱く，やる気をなくしてしまいます。たとえば「なるほど全く新しい発想だね，さすが○○さんね！　それを実践するには具体的に何から始めればいいのかしら？」というように，まずは彼らのアイデアを肯定します。その上で具体的な方法を見つけ出すための質問をしていくことが大切です。

「あなたのやり方でやってね」

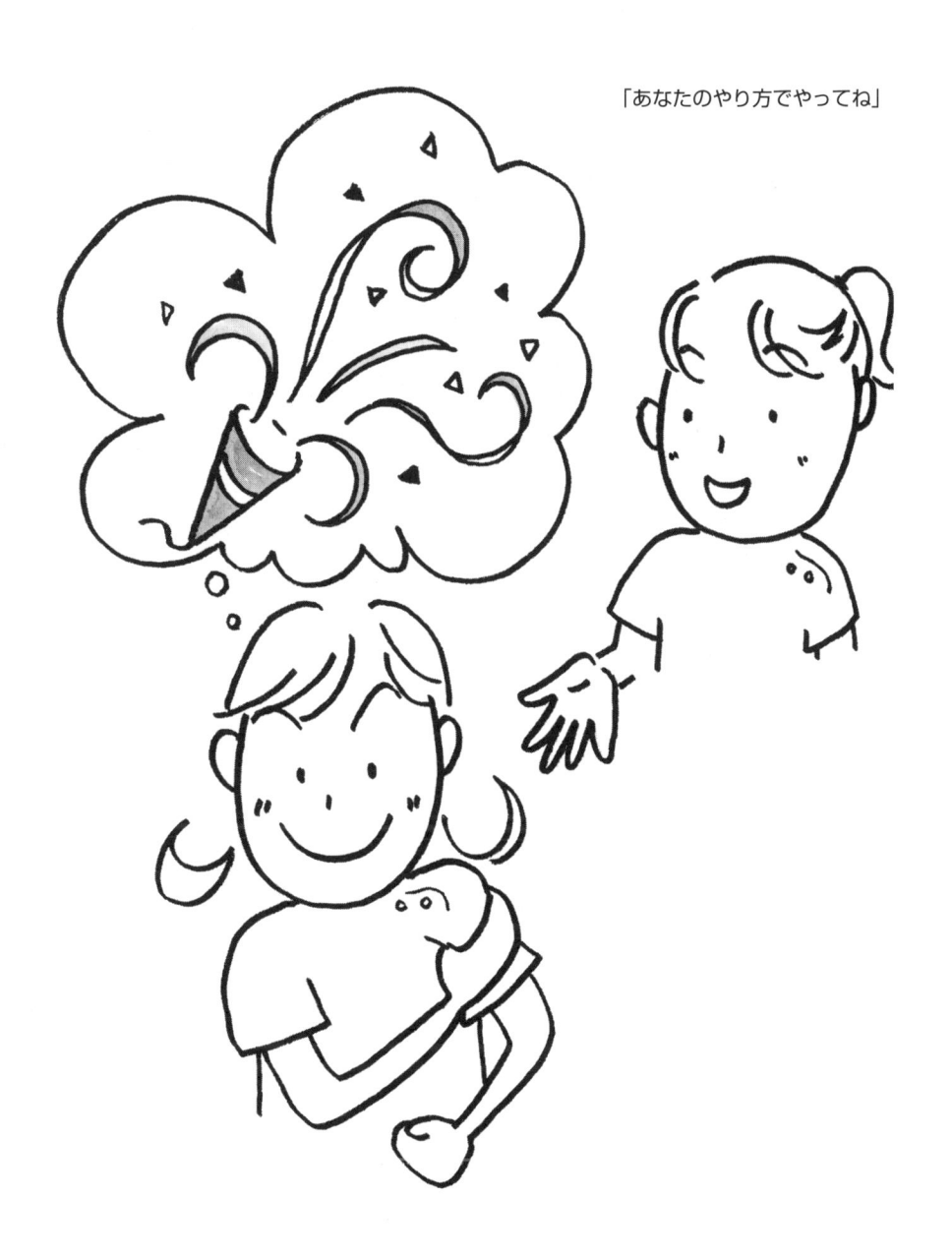

プロモーターの自主性とアイデアを尊重する

Lesson 15　「目立ちたがり屋」のプロモータータイプ

Lesson 16

「人の和」を大事にするサポータータイプ

■ サポータータイプ（支援型）について

　サポーターはいわゆる「いい人」です。人の面倒を見たり，援助することを好み，喜びを感じます。周りの人の気持ちに敏感で，よく気配りをして，「人の和」をとても大切にします。サポータータイプはナースに一番多いタイプです。

　ただ，「あなたしか頼めないのよ！」って言われるとついつい引き受けてしまい，なかなか「ノー」とは言えません。ときには自分のプライベートの時間を犠牲にしてまで相手の期待に応えてしまいます。

　その反面，自分の感情はおさえがちで，つらい時でも「いい人」をするのでストレスをためやすいタイプともいえます。

　他人の評価をとても気にする傾向があり，人から認めてもらいたいという欲求が強いタイプです。

◉ サポータータイプの著名人

　草彅　剛（SMAP），マスオさん（サザエさんの夫），ドラえもん

◉ サポータータイプの行動パターン

- ☐ 人を援助することが大好き
- ☐ 職場では，協調性が高く，意欲もある
- ☐ 人の感情に敏感で，気持ちを汲み取ることが得意
- ☐ 計画や目標を立てることは得意ではない
- ☐ リスクを避ける傾向がある
- ☐ 決断に時間がかかる
- ☐ 物事を直感で決めることがある
- ☐ 人の期待に応えようと無理をして行動してしまう
- ☐ 仕事よりも人間関係を優先させる

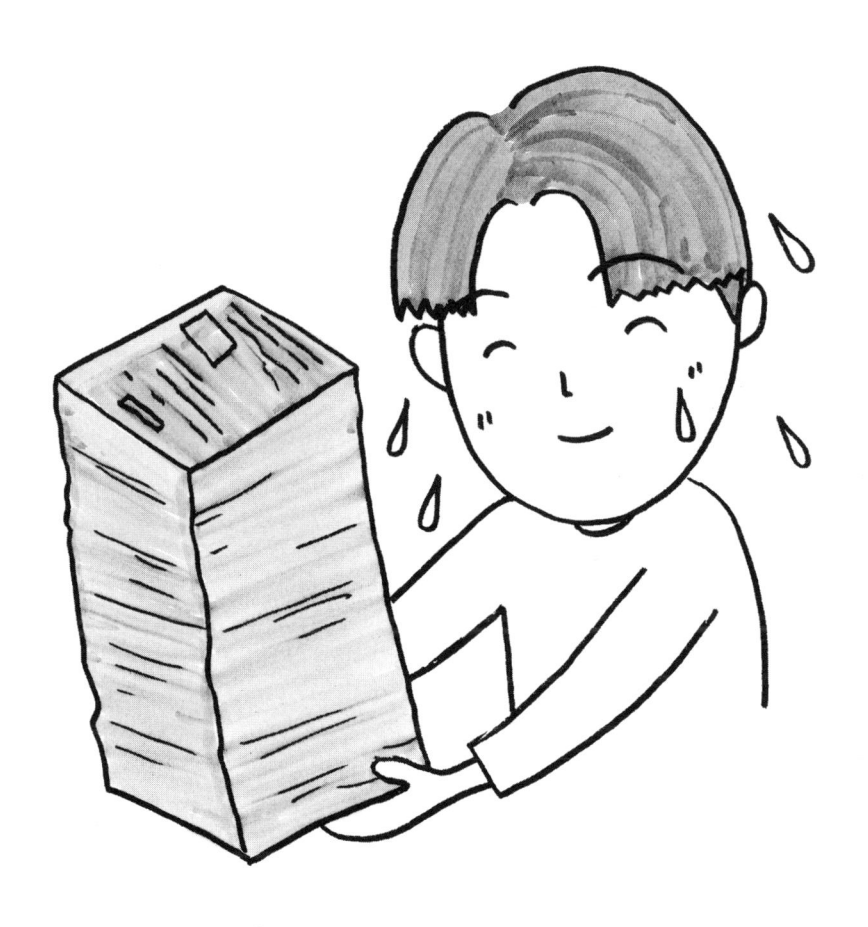

サポーターはどこにでもいる「いい人」

◉ サポータータイプの自己表現のしかた
- ☐ 温かみのある声と穏やかな口調
- ☐ ゆったりとした話し方
- ☐ 優しく柔和な表情
- ☐ 受容的な態度で，相手に安心感を与える

◉ サポータータイプの対人関係
- ☐ いわゆる「いい人」
- ☐ 「話し上手」というよりは「聞き上手」
- ☐ 人の気持ちに非常に敏感で，気くばり上手
- ☐ 先頭に立って行動するよりも，横からサポートするのが得意
- ☐ 一緒にいると人に安心感を与える「癒し系」タイプ
- ☐ 人に自分の優しさが伝わるように行動する
- ☐ 人の期待に応えるような行動をとる
- ☐ 嫌だと思っても「ノー」とはっきりと言えない
- ☐ 対立を避けようとするあまり，優柔不断な人と見られがち
- ☐ 競争よりも融和や協調関係を好む

■ サポータータイプとの接し方

　ナースのように医療従事者を目指してきた人たちはサポーターがとても多いのです。とても献身的で少々のことなら我慢します。我慢の限界点はほかのタイプよりも高いのですが、限界を超えてしまうと転職という反発に転じます。ビジネス界でも転職者にサポータータイプが多いと言われています。

（1）非言語のメッセージから本音を聞き分ける
　このタイプは，自分の気持ちを抑え，人の期待に応えようとするため，実は望んでいないことでもなかなか「ノー」と言えず，ストレスを溜め込んでしまうことがあります。言葉以外の行動や雰囲気から彼らの真の願望を聞き取ることが大切です

（2）行動（サポート）をしていることを認めてあげる
　人を援助したり，世話をすることを好みますが無意識のうちにそのことに対して代償を求める傾向にあります。あなたがそのことに気づかなかったりきちんと

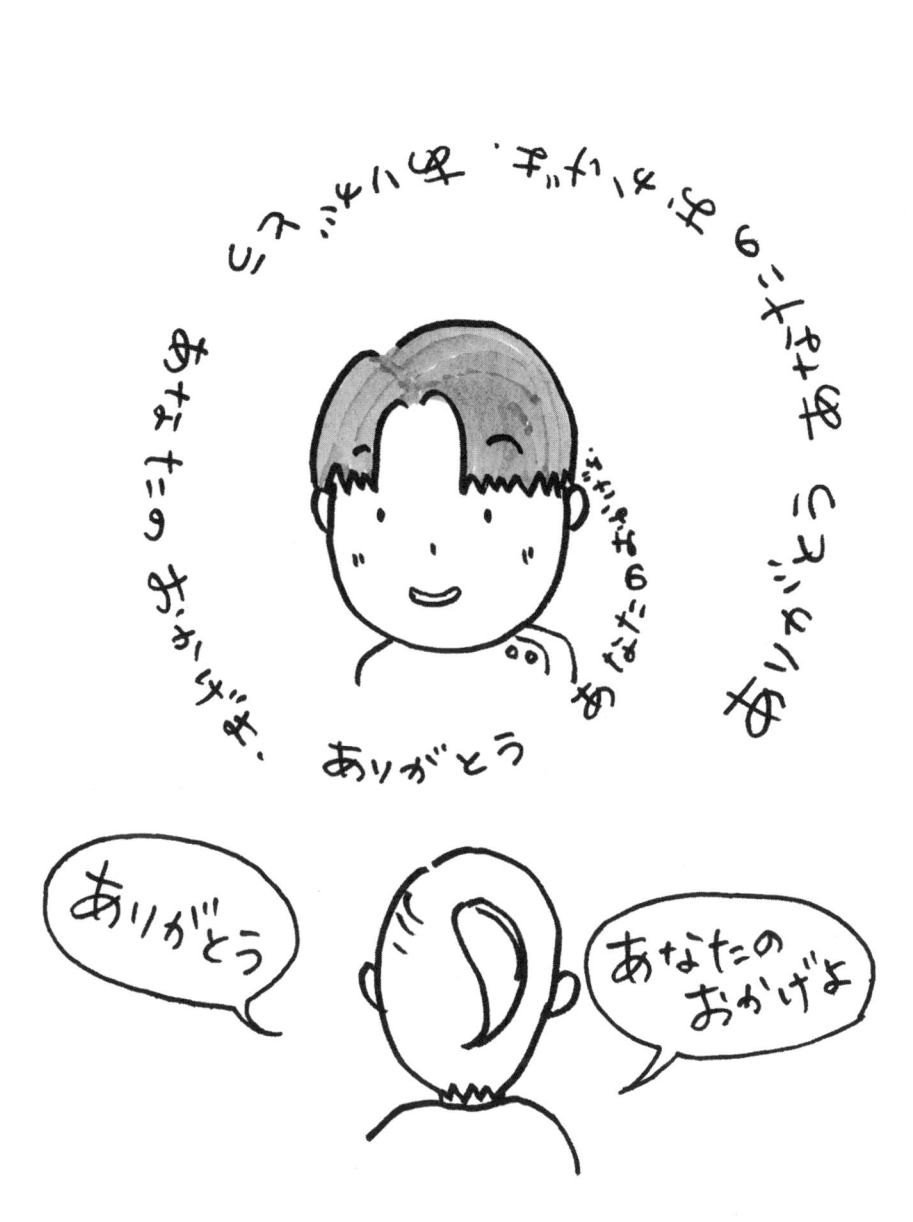

サポーターにはサポートしてくれたことを承認する

Lesson 16 「人の和」を大事にするサポータタイプ

評価しなかったりすると，逆に恨みや怒りに変わることがあります。彼らのやっていることに対して「ありがとう！ ○○さんのおかげだわ」「○○さんが手伝ってくれたおかげでうまくいったのよ！」など，小まめな承認が相手との関係を円滑にし，相手のやる気を引き出します。

(3) 提案や要望をさせる

他人の気持ちや期待にはとても敏感です。でも自分自身の気持ちは見失いがちで，それをうまく伝えるのも苦手です。「本当はどうしたいの？」「あなたの考えを聞かせてもらえるかしら？」など相手に問いかけることで，遠慮がちな彼らから提案や要望を出しやすい環境に配慮することが大切です。時には「ノー」と断ることを提案してあげることも必要です。

(4) 必要以上のほめ言葉は不安な気持ちの表れ

サポーターがあなたに「○○さんは，本当にすごいですよね！」「さすが，○○さんですね」などと必要以上に他の人をほめるときは，あなたに受け入れてもらえていない不安があるときです。もし必要以上に彼らがあなたのことをほめる場合は，さりげなく彼らの日頃の努力や業績をほめてあげることが大切です。

(5) 職場で新しいポジションを与えるとき

サポーターは支援（サポート）ができる環境に自分を置きたいのです。そうはいっても職場の経験を積んでくるといつかは主任やリーダー格に引き上げられます。ところがサポータは指示・命令をするリーダーの役割はできれば避けたく，なったとしてもとてつもない不安に襲われます。上司のあなたが部下にリーダーになるようにストレートに話すと拒否されるでしょう。ですから，「あなたもそろそろリーダーになる時期ね」という言い方よりむしろ，「あなたがリーダーになると，みんなの意欲が高くなるのよ」といった言い回しがよいでしょう。この言い方ならサポーターの部下の気持ちを満足させることができます。

ただ，リーダーになっても放っておくと大変なことになります。定期的に「うまくやってる」「何かあったら相談してね」「みんなあなたのことをよく言ってるわ」とフォローをしてあげてください。サポーターは**一人ぼっちにされることが一番つらいこと**なのです。

Lesson 17

「冷静沈着」アナライザータイプ

■ アナライザータイプ(分析型)について

　アナライザーは沈着冷静な「クールな人」です。行動を起こす前に多くの情報を集め，計画を立てたり，シミュレーションをします。「物事を客観的に分析するのが得意」で，完璧主義的な傾向があり，ミスを嫌います。

　人との関わりでは慎重で，感情はあまり表に出しません。会議でもなかなか発言をしませんが，話し始めると理路整然としています。

　看護教育や研究に関わるナース，基礎医学研究者，公認会計士など専門職や研究職にアナライザーの人が多いです。

　本書の著者である柳澤・日野原・井原はプロモーターで，清野だけが一人アナライザーです。「ナースにコーチングを広める」ことをテーマに話したときにプロモーターの三人は，「日本中をキャラバンしてセミナーをするんだ」「やっぱりしゃれたホテルでかっこよくやろう」「100人は集めなきゃ」「そのために素敵なスーツを新調するの，やっぱり色は赤よね」「会社をつくって5年後はナスダックに上場だよね」「じゃあみんなで本を書こうよ」と果てしなく盛り上がっていました。そんななかで清野だけは三人のきゃあきゃあわいわいの盛り上がりに加わらず，ポツリと「使うプログラムのレベルはこういう内容がいいですね」「1回の講習にスタッフは4人いりますね」「会場の広さはこのくらいが」「まずはテキストを作りましょう」と話題を変えます。まさに典型的なアナライザーです。プロモーターだけで考えるとすばらしいアイデアが生まれても，計画を立てて現実の行動を起こすまでいかないことがあります。こんなときに冷静沈着に分析をするクールなアナライザーの存在こそが成功の鍵になります。

◉アナライザータイプの著名人
　　徳川家康，ゴルゴ13，シャーロック・ホームズ

◉アナライザータイプの行動パターン
　　□　慎重で，物事に取り組むときはデータを集めて分析する

- [ ] 明確で，論理的な話し方をする
- [ ] 系統だったことや規則を好む
- [ ] 人間関係や環境の急激な変化に弱く，慣れるのに時間がかかる
- [ ] 失敗や間違いが嫌いで，粘り強く最後までやり遂げ，堅実で優れた仕事をする
- [ ] 頑固で真面目，客観的で冷静な印象を与える
- [ ] メモをよく取り，まとめるのが上手

◉アナライザータイプの自己表現のしかた
- [ ] 5W1H（いつ・どこで・誰が・何を・なぜ・どのように）[When, Where, Who, What, Why, How]で論理的に話す
- [ ] モノトーン的な話し方で，情緒をはさまない
- [ ] 質問には，即答するよりじっくり言葉を選びながら答える
- [ ] 感情は顔や言葉にあまり出さず，冷静な印象

◉アナライザータイプの対人関係
- [ ] 人間関係に慎重で，安定した人間関係を好む
- [ ] 自分のことはあまり話さない（プライバシーを話すのは信頼の証し）
- [ ] 大人数で行動するのが苦手（一人でいるが苦にならない）
- [ ] 助言者やコメンテーターという「傍観者」になりがち
- [ ] 人からのフィードバックや情報を必要以上に深刻に捉えがち

■ アナライザータイプとの接し方
（1）ほめ言葉よりも具体的な成果を言葉にして伝える

　アナライザーは情報を収集したり分析して結果を出します。彼らは単なるほめ言葉よりも自分の努力とかプロセスを評価されるのを好みます。

　3年目のＳさんは病棟の勉強会ではいつもたくさんの文献を調べてきます。Ｓさんはみんなから一目置かれています。でも，みんなから「さすがっ！」，「すごい！」って言われてもいつもクールな顔でした。あるときに師長がみんなの前で言いました。

　「Ｓさん，ここまで調べるのにはとても時間がかかったでしょう。この雑誌だってうちの図書館にないのよね。それによくこれだけ古い文献を見つけられたわね。」

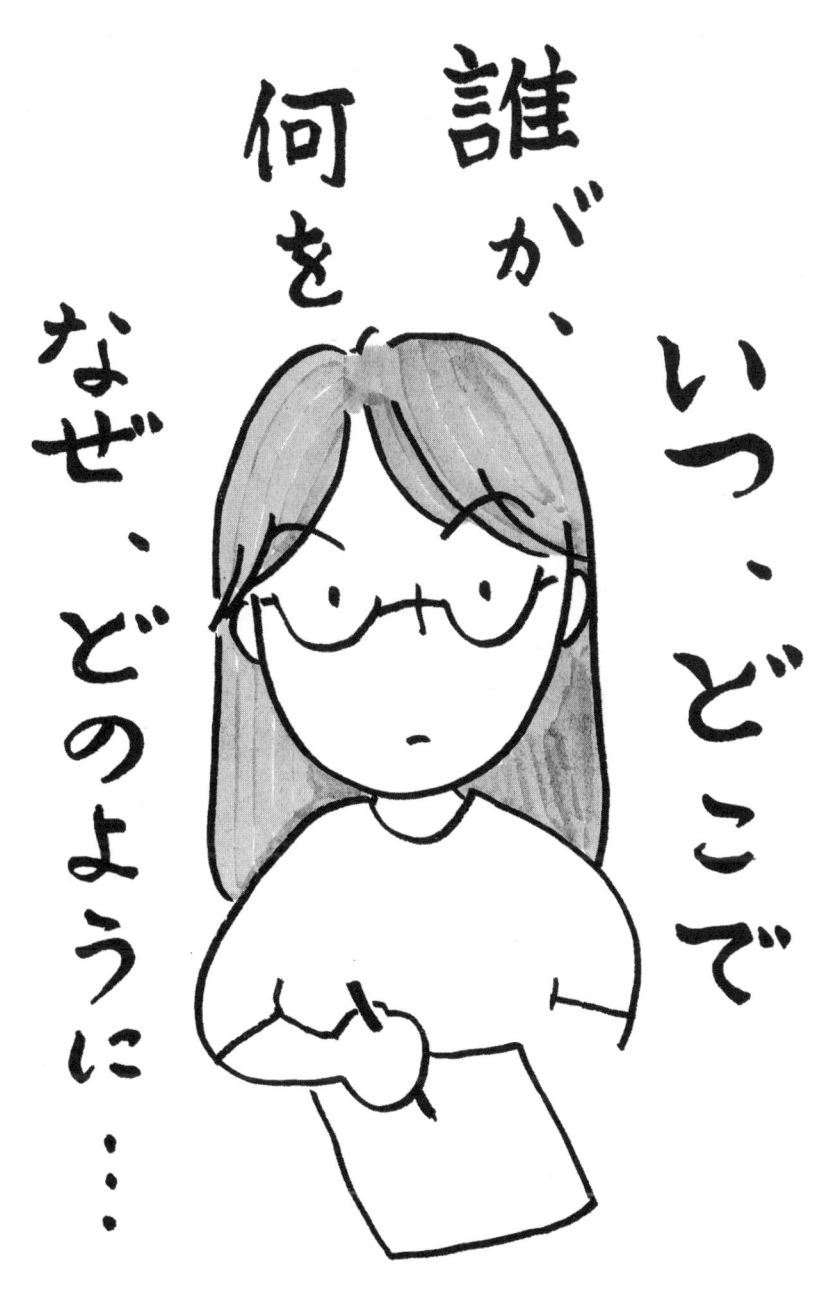

誰が、いつ、どこで
何を
なぜ、どのように…

アナライザーはクールに物事を分析する

なんといつもクールなSさんがとてもうれしそうに反応したのです。
「ええ，K大学の図書館に行って探してきたんです。それに調べてみたらこの文献は今日の勉強会には絶対に必要だと考えたものですから。」
いつもクールなSさんがなぜうれしくなったのでしょう。Sさんはアナライザータイプだったのです。アナライザータイプはとても緻密でデータを分析するのが得意です。このタイプは「さすがっ！」と言われてもあまり喜びません。心の中で「そんな一言で片づけられるほど簡単じゃないんだ，自分がどれだけ苦労したかどうせわかってくれないよね」と叫んでいます。このときに師長はSさんをほめるのではなく，Sさんの努力の事実を伝えています。Sさんのようなアナライザータイプは感嘆詞（！）でほめるよりも，行動の事実だけを伝えるだけでモチベーションが高くなるのです。

（2）相手のペースを尊重する
　新しいことを始めようとするときに，データや客観的情報を集めて分析し，納得しないとなかなか行動に移せません。特に，コントローラーやプロモーターのようにペースの速いタイプからは「優柔不断な人」と思われて，プレッシャーを受けせかされることがあります。ところがアナライザーをせかすと，思ってもいない誤った結論を出したり，耐えられなくなってグループから抜けてしまうことがあります。彼らに堅実で優れた成果を期待するなら，納得できるだけの分析や決断するためのデータや時間的余裕を与えることが必要です。

（3）プライベートなことを話し始めたら信頼の証し
　アナライザーは人とのかかわりを慎重にするので，自分の内面やプライベートなことをあまり話したがりません。仕事中は当然ですが，プライベートな集まりでもこちらからプライベートなことを根掘り葉掘り聞かれることを嫌がります。言い換えればアナライザーが自分のプライバシーを話すようになれば，あなたを信頼している証しです。

（4）急激な変化や予期できない出来事に弱いことを理解する
　彼らは，予期しない出来事に出会うと，パニックになりやすく，大きなストレスやプレッシャーとなることを理解してあげることが大切です。仕事や物事に取り組むときなどでは，その内容や目的，意味などについて事前に十分説明するなど，枠組みを明確に伝え，予め準備できるよう配慮が必要です。

「やった〜!!」

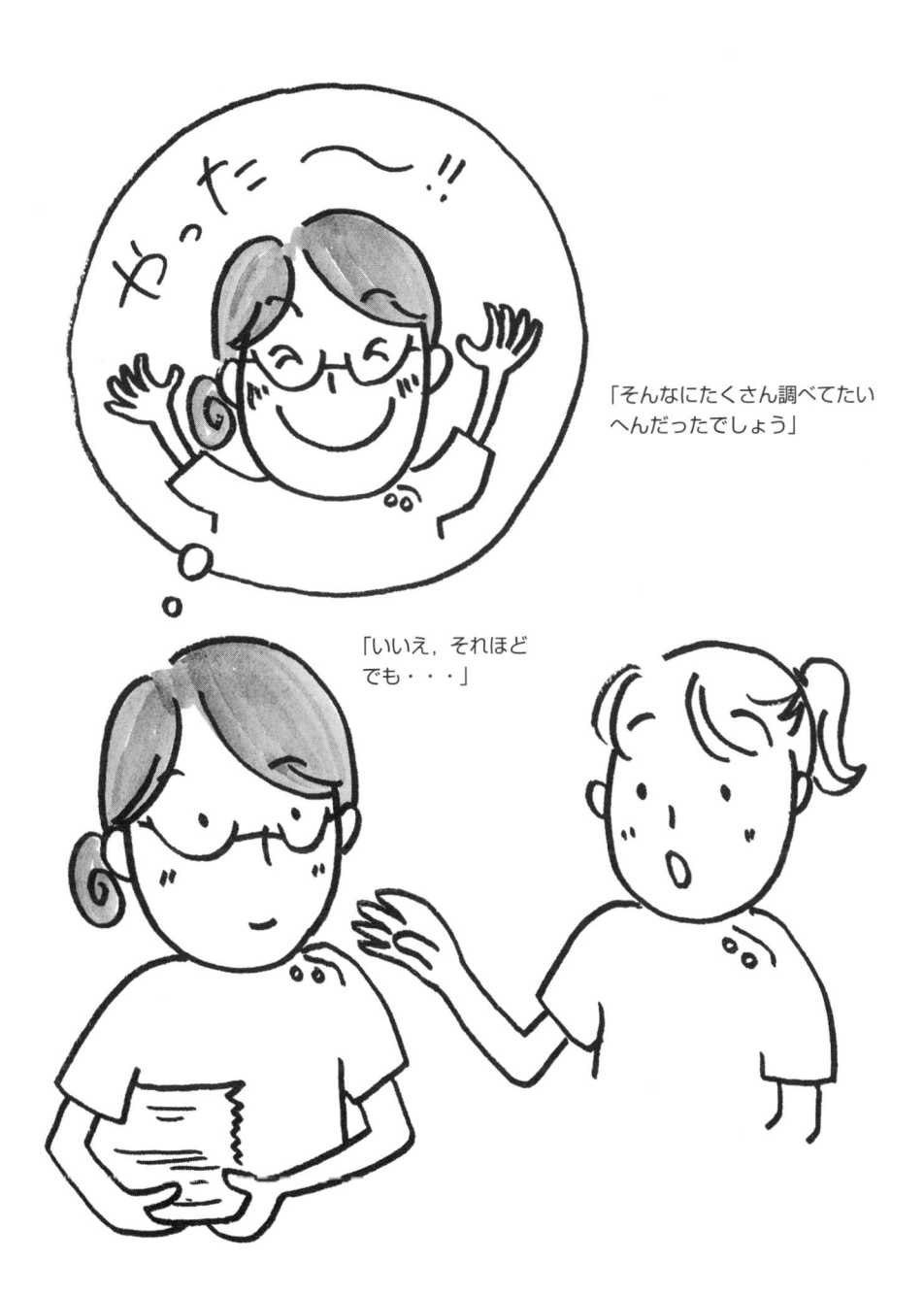

「そんなにたくさん調べてたいへんだったでしょう」

「いいえ,それほどでも・・・」

アナライザーには量とか努力を評価する

Lesson 17 「冷静沈着」アナライザータイプ

アナライザーは新しい職場に移るとしばらくは無口になります。実は一生懸命に新しい職場の情報を集めているのです。情報が少ないことはとても不安なのです。自分が納得して安心するだけの十分な情報が手に入ると，これまでのように普通に話しを始めるのでそっとしておいたほうがいいでしょう。

　プリセプタがアナライザーのプリセプティナースに質問しても，なかなか返事をしないことがあります。もちろん答えがわからないこともあるのですが，頭の中で一生懸命分析している最中であったり，完璧な答えができないので沈黙していることもあるのです。もし考えている最中ならせかさずに答えが出るまで待ってあげます。あるいは質問することを前の日とかに教えておくと，アナライザーは一生懸命調べて準備し，質問されるのを待っています。

Lesson 18

これは使える！患者さんのタイプ別コミュニケーション

　「4つのタイプ分け」はコーチングだけでなく，患者さんにもコントローラー，プロモーター，サポーター，アナライザーの4つのタイプに合わせたアプローチをすることで，より深いレベルのコミュニケーションをかわすことができます。

　タイプ分けで注意しなければならないのは，同じ人でも「**環境がちがうとタイプも変わる**」ことです。もともと親分肌でコントローラータイプの国会議員が内閣官房長官になり，毎日のテレビに映る記者会見では言葉を選んでデータや情報を大事にしているアナライザーの顔になります。著者の一人，柳澤も大学教授のときはコントローラー，コーチングを教えるセミナーではプロモーターに，学会ではアナライザーであり，家ではサポーターの父親になります。

　病人であること，病院にいること，医師と話すこと，ナースのあなたと話すことのどれをとっても今までに経験したことのなかった環境です。新しい環境になっても今までのタイプのままの人もいれば，まったくちがうタイプになることもあります。技術屋でたたきあげた会社の社長が，会社ではコントローラーですが，病気で入院するとアナライザーの顔が出てきたり，家庭でみせているサポーターの顔になって「いい患者さん」をするかもしれません。

　もともとすべての人は4つのタイプの全部の要素を多かれ少なかれもっています。突然タイプが変わったとしても驚くことはありません。もともと2つあるいは3つのタイプが同じくらいの強さなので，環境の変化によって表に出てくるタイプが変わっただけです。私たちは「プロサポ」（プロモーターとサポーターの2つの要素が強い），「アナサポ」（アナライザーとサポーター），「コンプロ」（コントローラーとプロモーター）などと呼んでいます。

■ コントローラータイプ（支配型）の患者
◉見分け方

　いわゆる「**大部屋の主（ぬし）**」です。腕や足を組んで偉そう，あるいはがんこなイメージです。必要以上に姿勢も礼儀も正しい患者さんもこのタイプにはいります。大部屋にいる時は，まわりと一線を画して，一人でいるのを好みます。

コントローラータイプ

プロモータータイプ

アナライザータイプ

サポータータイプ

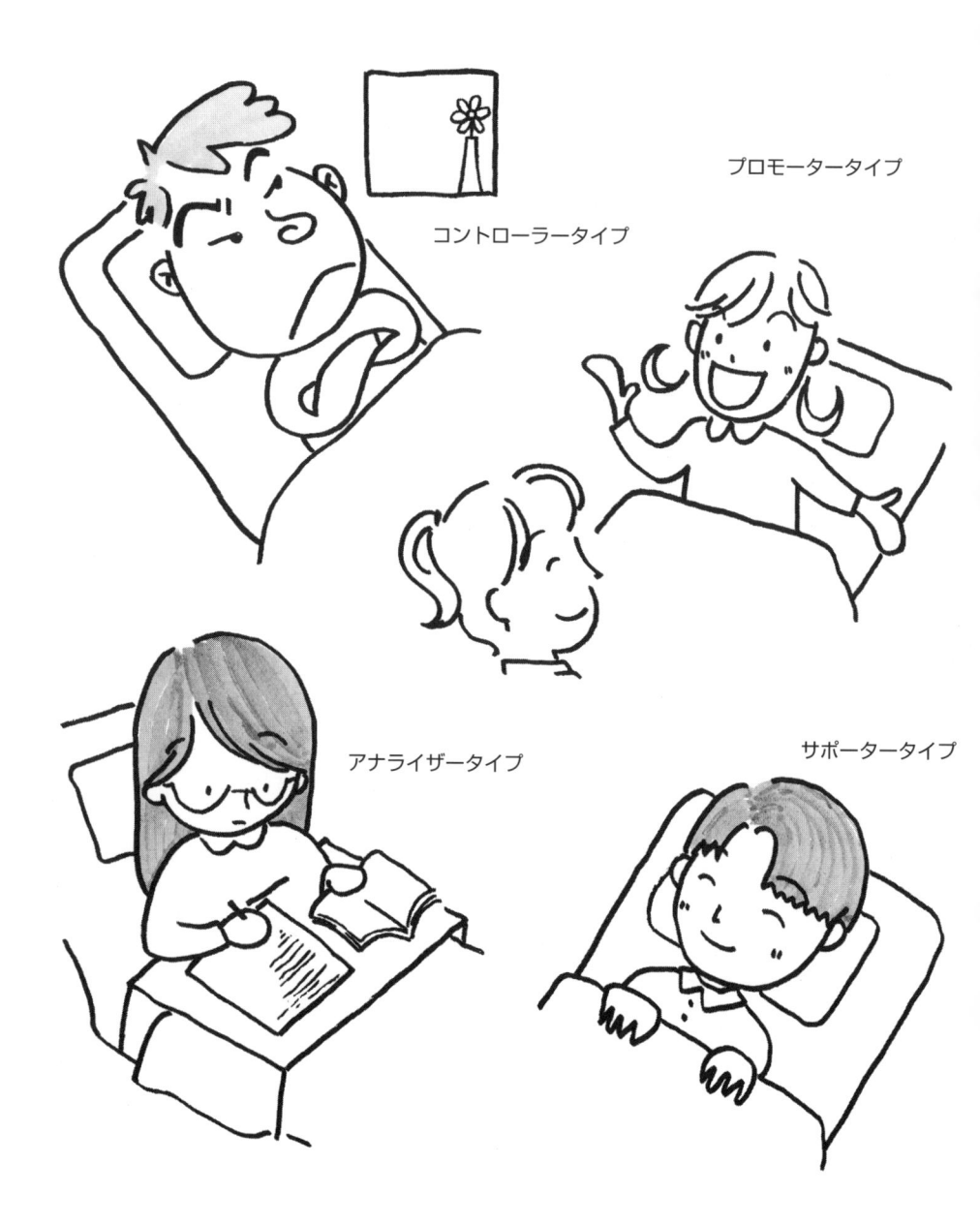

患者さんの自己表現でわかる4つのタイプ

コントローラーは指示や命令されるのがたまらなく嫌いなのですが，病院には指示・命令される場面がたくさんあります。検査やリハビリの呼び出しがあったことをあなたが告げてもすぐにベッドから動き出しません。少し間を空けてからのっそりと動き出し，あなたから命令されたのではなく自分から行く時間を決めているのだというメッセージを出して行動します。
　また，あなたや医師の説明に対して必ず一言自分の意見をつけくわえます。コントローラーの特徴である「自分は支配されない」を無意識に外に向かってアピールしているのです。

◉コミュニケーションのしかた
　話をするときは結論を先に言います。説明は要領良く手短にします。くどくどした冗長な説明はコントローラーをいらつかせます。遠回しに伝えるよりもストレートな話のほうが伝わります。
　傾聴で得られた患者さんの「成功体験」「哲学」などをチームで共有し，みんなが患者さんとの会話の中でキーワードとして加えるとコミュニケーションを一層とりやすいでしょう。
　コントローラーは相手を支配しようとして難問（わがまま）をぶつけてくることがあります。ときには避けずに正面でストレートに受けて立つほうが効果的なこともあります。

◉禁じ手
　コントロール（支配）しようとする言葉「〜してください！」「〜しなきゃだめでしょう！」「（名字を言わずに）おじいちゃん！」を極端に嫌うので注意。このタイプは頭ごなしに言うとコミュニケーションを閉ざします。

■ プロモータータイプ（促進型）の患者
◉見分け方
　よくいる「楽しい患者」です。ちょっと質問するだけでどんどん話を続けます。話し方も早く，話があちこちに飛んで脱線してしまうこともあります。

◉コミュニケーションのしかた
　どんどん話させることです。「傾聴」されるだけで，自分からゴールや目標をどんどん話してくるのでコーチングはとても楽なタイプです。自分の病気をよく

するためのアイデアをたくさん考えて持ち出してきます。こういったときは持ち出したアイデアを頭ごなしに否定しないで，まずは傾聴してあげることが大事です。

　リハビリや減量など少しでもいいデータが出たら，とにかくほめまくることです。プロモーターは感嘆詞「！」のつくほめ言葉に弱いのです。「さすが！」「すごい！」「やりましたね！」「すばらしい！」と言われるだけで次へのモチベーションはアップします。

　プロモーターは，コツコツと地道なことや変化のない単調の繰り返しは飽きてしまい，モチベーションがどんどん下がります。もともと人の話を聴かないタイプですが，単調な繰り返しが続いている時は人の話に耳を傾けるようになります。外泊，外出，読書，音楽など変化を導くための「提案」をします。

　外来の食事療法や運動療法のプログラムが飽きてきた時は，「運動療法を楽しくするためには，どのようなことができますか？」と話を振ってみてください。このタイプは自分でどんどん楽しいアイデアを考え出します。

◉禁じ手
　自分で病気回復のアイデアやプランをいろいろと考えます。とてもできそうもないことだったり具体的でないことが多いのですが，頭ごなしに否定すると全体のモチベーションまで下がってしまいます。「いいアイデアですね。具体的には何から始めますか？」というように，一度承認をしてから次のステップに進めるのがいいでしょう。

　このタイプはネガティブなアプローチは特に避けたほうがいいです。「運動をしないと寝たきりになっちゃいますよ」，「薬を飲まないと脳卒中が再発しますよ」というよりは，「運動をすれば，シャキッとして買い物にも行けますよ」，「薬を飲むと脳卒中が予防できるので安心ですよ」のほうが行動する意欲が高くなります。

■ サポータータイプ（支援型）の患者
◉見分け方
　この人たちは「いい患者さん」「手間のかからない患者さん」です。あなたが包帯交換をするときには，交換しやすいように手や体の位置や角度を黙っていても合わせてくれます。病室でも模範的な患者です。

● コミュニケーションのしかた
　「和」とか「協調」を大事にするのでこちらの期待した応答をする傾向があります。忙しそうなナースから「お変わりありませんか？」と聞かれると，少しぐらいの腹痛なら「はい，変わりません」と答えて我慢をしてしまいます。「本当にお変わりはないんですか？」と再度確かめるのがポイントです。
　治療方針も医師から言われると，その医師の期待に応えるように返事をしてしまうことがあるので要注意です。
　自分の健康より家族の食事の世話とか犬の散歩のほうを習慣的に優先してしまいます。「あなたが治療に専念するためにサポートしてくれる人は誰ですか？」「このことを誰に相談したいと思っていますか」というように，周囲のリソース（資源）に目を向けさせます。

● 禁じ手
　病院に対するクレームが多いのはコントローラータイプとサポータータイプです。なかでもサポータータイプは普段から我慢をしながら「いい患者」「模範的な患者」「協力的な患者」をしています。「ノー」と言えないのがサポーターですから，「ノー」と言ってもいいことを伝えます。そうでないと忍耐の限界がきたときは一転して反発してきます。いい患者だからといって問題点を解決せずに放っておくと，突然大きなクレームに発展します。普段から声掛けをまめにしておくと，クレームは起きにくいものです。このタイプの人は「一人ぽっちにしない」ことです。

■ アナライザータイプ（分析型）の患者
● 見分け方
　「几帳面な患者」「冷静な患者」「粘り強い患者」です。毎日の血圧や検査データを気にします。血圧，脈拍，体重，体調などを細かくノートに書いている患者さんはまずアナライザーと考えていいでしょう。

● コミュニケーションのしかた
　初めての入院や通院，あるいは病気になったのが初めての場合は，手元にデータや情報がないのでとても不安が強いです。特に感情を表現するのが苦手なので，あなたから不安や心配があるか確認してください。

データはアナライザーにとっては大事な拠り所です。自分で納得しないとなかなか行動に移せません。しかし，一度納得すると粘り強く続けて行動します。納得するために時間をかけるのはこのタイプでは必須です。
　治療方針の選択のときは，データを含めて細かく説明してあげます。説明が終わったら「何かご質問はありますか」と確認します。十分に情報を分析してからでないと結論を出せないので，十分な時間を与えることが必要です。大事な決定は２～３日の猶予をあげるくらいがちょうどいいでしょう。

◉禁じ手

　おおざっぱな説明だとデータ不足になり，アナライザーは不安になります。**できるだけ詳細に説明する**ことです。返事を急がせると誤った決定をすることがあります。どんな場合でも**十分に検討する時間を与える**ことです。
　ノートなどに細かく検査や血圧などの記録をしていても，決して「神経質ですね～」と言ってはいけません。

第 **4** 章

ちょっとハイレベルな
知識とスキルを使う

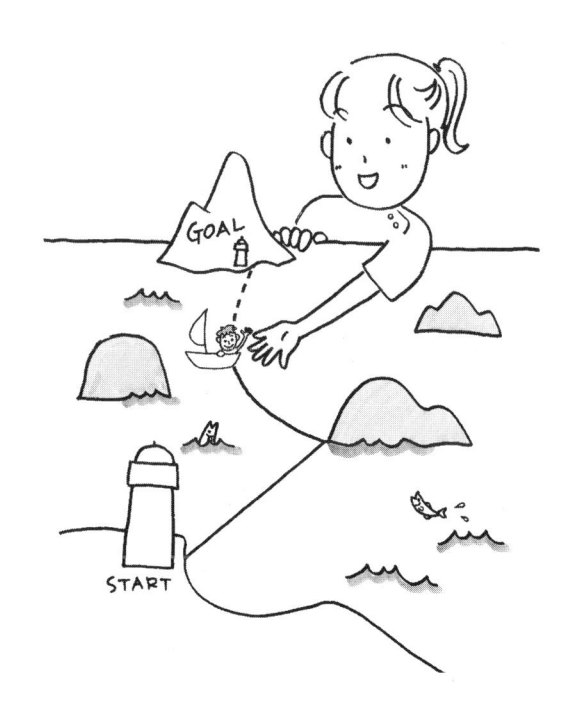

Lesson 19

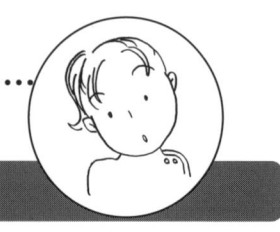

コミュニケーションの見直し

　コーチングは数あるコミュニケーション技術の中の一つです。動物学者のM. スワンソン博士は，「人間が生きるために不可欠なものは水，空気，食物，そしてコミュニケーションである」という言葉を残しています。社会に参加している人ほど心臓発作やうつ病が少なく，友人とのコミュニケーションが多い人ほどがんの手術後生存率が高いという研究結果もあるほどです。社会の中でかわされているコミュニケーションは人間が生きていく上で絶対欠かせないものなのです。
　ここでは，今一度基本に戻って，人間におけるコミュニケーションとは何なのかについて簡単に見直してみましょう。

■ コミュニケーションとは「共有すること」

　コミュニケーションの語源は，ラテン語の「伝達・報知」（コミュニケート），動詞の「共にする・共有する・了解し合う・伝達する」（コミュニカーレ）です。メッセージを「共有すること」がコミュニケーションです。メッセージというのは，言語だけでなく，表情や身振り，手振りなどの非言語のやりとりも含まれます。
　人と人とのコミュニケーションにおいては，言語・非言語を通じて，お互いに伝えたいこと（情報，考え，気持ち，欲求，動機など）を双方向で共有することです。一方通行のメッセージではコミュニケーションが成り立っていません。

■ 「聞く」時間がコミュニケーションの半分を占めている

　コミュニケーションには，「聞く」「話す」「読む」「書く」の4つの方法があります。米国の心理学者V. スミスの調査によると，コミュニケーションに使われる時間の比率は，「聞く」45％，「話す」30％，「読む」16％，「書く」9％となっています。
　これまで，コミュニケーションのトレーニングというと「話す」ことや「読む」こと，「書く」ことが中心になっていて，「聞く」トレーニングはあまり行われていませんでした。

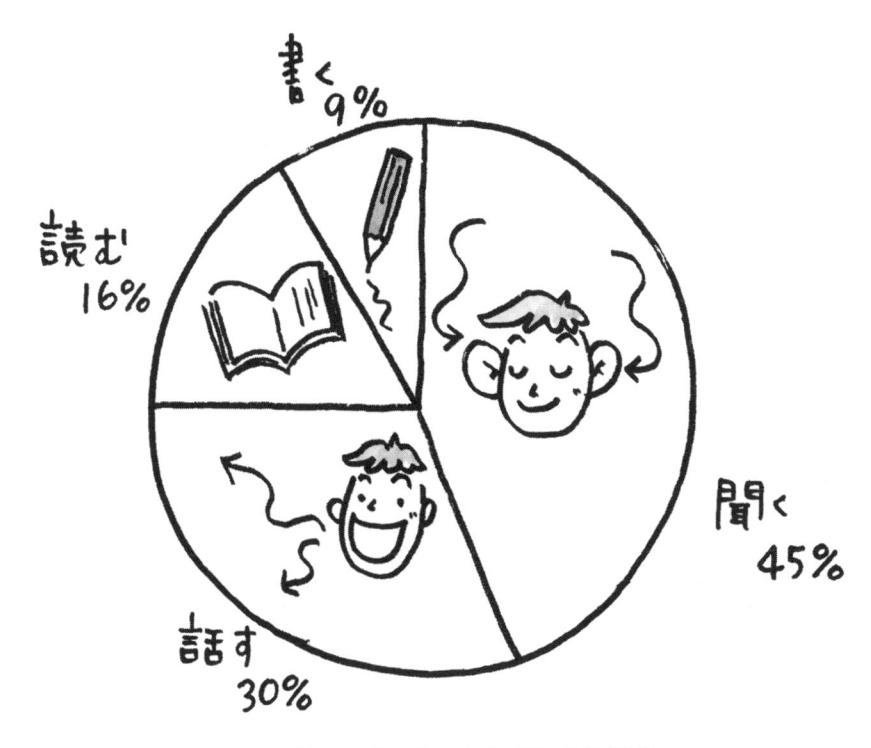

コミュニケーションに使われる時間

　日本の学校教育では,「読む」ことや「書く」ことは教えてくれますが,「話す」ことは欧米に比べて遅れています。ましてや「聞く」ことを教えてくれる学校はほとんどありませんでした。

　コミュニケーションの半分近い時間を占めるのが「聞く」ことです。ということは,いくらすばらしい話をしたとしても,相手が聞く耳を持っていなければ,何も変化を起こすことができません。

　コーチングは,「聴くに始まり,聴くに終わる」と言われるほど,聞く（聴く）ことに重点をおいています。

■ 話の内容よりも声や身振りのほうが相手のインパクトは強い

　話し手が聴き手に与えるインパクトには,Verbal（話の内容）が7％,Vocal（声,話し方）が38％,Visual（見ため,ボディランゲージ）が55％と言われています。これは1971年に米国の心理学者A.メラビアン博士が提唱したので「A.

Lesson 19　コミュニケーションの見直し

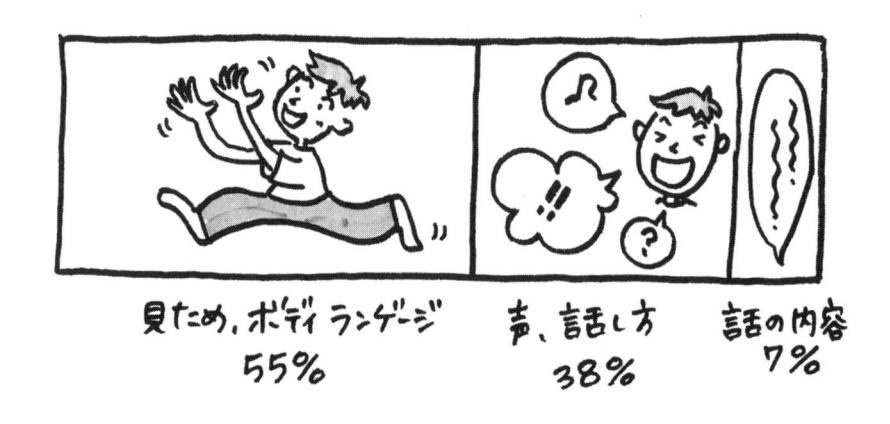

見ため，ボディランゲージ　55%　　　声，話し方　38%　　　話の内容　7%

話し手が聞き手に与えるインパクト（A.メラビアンの法則）

メラビアンの法則」とも呼ばれています。米国の実験結果ですので，日本人にそのまま当てはまるとは思いませんが，話の内容よりも話し方やボディランゲージのほうが影響が強いというのはうなずけます。

　これはコーチングを始める上でとても大切なポイントです。あなたがコーチングコミュニケーションで相手の話を聴いているとき，相手の話す内容そのものの言語部分だけでなく，声の高さ，話す速さ，視線，表情，腕や足の組み方など非言語の部分に多くの情報があります。そこから相手の意欲，あきらめ，恐れ，満足，不安，喜び，とまどいなどを読み取れるからです。

　患者さんや部下が「変わりはありません」と，とても明るく話すときは本当に調子がいいのでしょう。逆に普段と違う暗い表情でボソッと「変わりはありません」と話すときは，何か伝えたいメッセージがあるのかもしれません。そんなときは「本当に何もないのですか？」と気持ちを込めてあなたのメッセージを伝えると，患者さんは心を開いて話し出すかもしれません。

　また，あなたの提案やメッセージを相手に伝えるときも，あなたが非言語部分，すなわち声の強さや表情，身振りでよりインパクトの高い伝え方ができるのです。あなたのはきはきとした声や身振りが部下や患者さんへよいエネルギーを与えます。部下・後輩指導を行うときでも，話の内容も大事ですが，話を聴く姿勢やボディランゲージにも意識を向けてみてください。部下は上司をしっかり見ています。

Lesson 20

自己理解と他者理解「ジョハリの窓」

　自分のことを一番理解しているのは自分自身です。しかし，自分の中に意外と知らない部分や気づいていない面もたくさんあります。特に自分の強みや弱みについて自分自身ですべてを把握できるものではありません。

　コーチングは双方向のコミュニケーションです。あなたが相手を理解しようとしているように，相手もあなたを理解しようとします。双方が安定したコミュニケーションをかわすためにも，あなた自身が自分のコミュニケーションや行動のスタイルを知っておくことが必要です。

　あなたと相手との距離が離れていると，理解不足や誤解が生じてコミュニケーションがうまくいきません。お互いの認識の違いが大きければ大きいほど，人間関係の妨げとなります。認識の違いが大きいと，自分では「前向きで行動的」と思っているのに　周囲には「自分勝手でわがままな人」と映ってたり，「人に親切をしているつもりなのに邪険にされる」など，本人にとっては意外に思えることが起きてきます。もちろん，受け取る側の問題もありますが，変えることができるのは自分だけです。

　昔からいわれるように，「他人と過去は変えられない，自分と未来は変えられる」です。あなたと相手との距離が近づいて共通部分が多くなれば，認識のズレが解消されて，よいコミュニケーションが生まれます。お互いの共通理解を増やしていくことがコミュニケーションでは大切です。

■ ジョハリの窓

　「個人の人間的な成長は，自分を取り巻く人や状況とのさまざまな関わりを通じて起こる」という考えがあります。人との関わりが希薄になっている現代では，「自分を取り巻く人との関わり」はますます重要です。ここで，人間関係を考える基本となる「ジョハリの窓」についてご紹介しましょう。

　「ジョハリの窓」は，米国の心理学者ジョセフ・ラフト博士とハリー・インガム博士が1957年に共同で考案しました。(「ジョハリ」は，この2人の名前〈ジョセフ＋ハリー〉をかけあわせたものです)。人は関わりを持つ時に4つの自分の

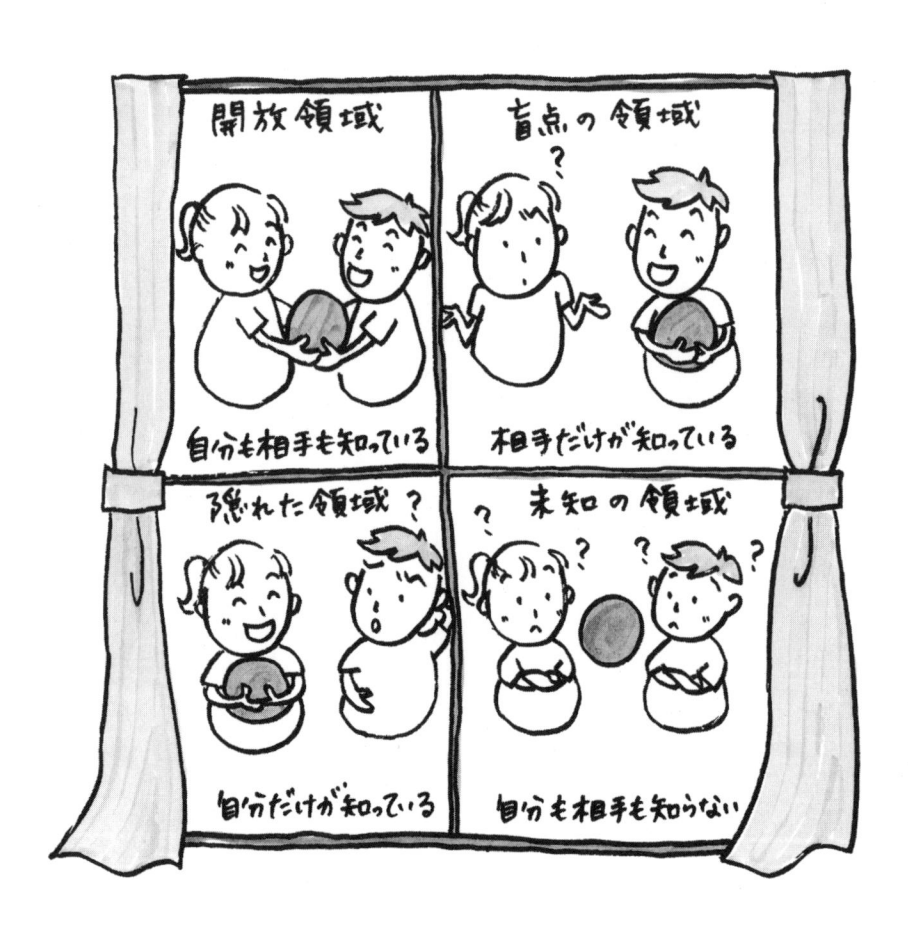

「ジョハリの窓」

領域を持ちます。イラストのように「ジョハリの窓」ではこの４つの自分の領域を枠に囲まれた４つの窓にたとえています。

【開放領域】　自分が知っていて，相手にも知られている「自分」
【盲点の領域】自分は知らないが，相手が知っている「自分」
【隠れた領域】自分が知っていて，相手には知られてない「自分」
【未知の領域】自分も知らないし，相手にも知られてない「自分」

　良い人間関係を築き上げていくには，自分も相手も知っている開放領域を広げていくことが必要です。逆に，開放領域の要素が少なく，隠れた領域や盲点の領域の要素が多ければ，自分が思っている「自分」と他人が思っている「自分」との認識の違いが大きくなり，誤解されやすくなります。そのため，まわりが理解してくれなかったり，環境になじめなかったりしてストレスが大きくなり，人間関係の悩みを抱えてしまうことが多くなります。

　簡単な例をあげてみます。ある日のことです。あなたは今朝から片頭痛がひどくなっていました。がまんして日勤に出たのですが，あまりに痛いので，気がつかないうちに頬杖をつき，額にしわを寄せて耐えていました。ところが，部下たちはあまりにもすごいあなたの顔を見て，「今日はすごい不機嫌そう」と思い，ビクビクしていました。もちろん声をかけるのもはばかっていたのです。あなたの大好きなケーキを食べようとあなたを誘うつもりが，声をかけられませんでした。ここで頭痛は「自分が知ってて相手が知らない自分」です。あなたの不機嫌そうな顔は「自分は知らないで相手が知っている自分」です。「今日は頭痛がひどくてつらいの」の一言で開放領域が広がります。不機嫌そうで怖いというあなたのレッテルがなくなり，部下もあなたとコミュニケーションをとれて，あなたもケーキにありつけます。また，部下もあなたが怖そうな顔だったことを告げてくれれば，盲目の領域が減って開放領域がますます広がっていきます。

　開放領域を広げていくには，隠れた領域を狭める「自己開示」を行うことで，隠れた領域が開放領域に変わります。自己開示というのは，率直に自分のこと（趣味，仕事，考え方，生き方，学生時代など）を語ることです。お互いに自己開示を行うことで，安全で自由な雰囲気が生まれ，信頼感や好意が増します。

　そして，盲点の領域を狭める「フィードバック」を受けることで，盲点の領域が開放領域に変わります。フィードバックとは，相手に影響を与えている自分の行動についての情報を，素直に受け取ることです。

このように，開放領域を広げていくことで人間関係が深まっていくと，自分自身の可能性，つまり眠っている未知の領域が浮き彫りになり，自分も相手も気づいていなかった特徴がわかってくるといわれています。自分を知るためには，他人とのコミュニケーションが大事だと考えられるのは，こういった理由からです。そして，コーチングではこのことを理解して，相手の開放領域を広げてあげることもポイントになります。

　「ジョハリの窓」は，一軒の大きな家にもたとえられます。その家には4種類の部屋があります。開放領域は，人がよく出入りする応接間のようなものです。「隠れた領域」は，奥の目立たないところにあり，あなたしか知らない，そして他人を入れたことがないあなたの個室です。「盲点の領域」は，あなたがふだんはあまり利用しない来客用の離れです。そして，「未知の領域」は長年閉め切った倉庫のようなものです。中の様子は誰も知りません。

Lesson 21

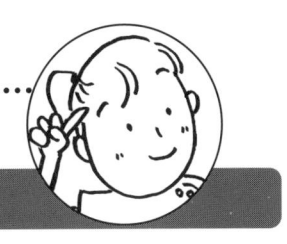

「比喩」のスキル

　メッセージの効果的な伝え方の一つに「比喩」のスキルがあります。コーチングでは「傾聴」や「承認」していることを相手に伝えます。このときに相手が「私の話を聴いてもらっている」「私のことを承認してくれている」というレベルになってもらうためには，あなたの伝え方がポイントになります。「質問」や「提案」も相手がイメージしやすい，あるいは的を射た伝え方をすると効果的です。

■ 比喩とは

　抽象的な物事を，もっと直感的に理解できる具体的な物事に置き換えるのが「比喩」です。辞書によると，『物事を説明するとき，相手のよく知っている物事を借りてきて，それになぞらえて表現すること』（『大辞林』第2版）とあります。話や文章の中で，比喩を使うことによって，複雑でわかりづらい内容も，よりわかりやすく相手に伝えることができます。

　「比喩」としてふだんから気にせずに使っている代表選手は「目玉焼き」です。目玉焼きは目玉を焼いてあるのではなく，目玉のように見える卵の焼き方を表しています。点滴ビンが数本もつながって何本もの点滴ルートがごちゃごちゃになっている状態を「スパゲッティ症候群」，一度にたくさんの入院患者が入ってきて訳のわからなくなった状態を「頭がチャーハン」とか日常でもたくさんの比喩を使っています。

　コーチングでも相手と話をするときに，この比喩を使うと効果的です。比喩のスキルとは，たとえを用いることで，相手の置かれている状態を感覚やイメージでとらえやすくするためのスキルです。たとえば，「今日はどんな気分ですか？」と問いかけるよりも「今日の気分を天気にたとえると？」と問いかけるほうが，より置かれている状態をイメージしやすくなります。比喩は直感的な言葉や表現であればあるほど効果的です。

　コーチの立場を相手に説明するときによく使う比喩はマラソンランナーと伴走者です。「マラソンでいえばあなたは選手でコーチは伴走者です。あなたをゴー

ルに向かって無理矢理引っぱっていくのではなく，伴走しながら一緒に考え，サポートをしていきます」とあなたが話すことで，相手は自分が主人公であり，コーチからは「指示・命令」がないこと，自分から行動を起こすことを直感的に理解します。

■「比喩」の質問・承認・提案
　コーチング・セッションの中で「比喩」は質問，承認，提案の場面で素晴らしい効果を発揮します。日常の会話で意識して「比喩」を使っているとコーチングのときに的確な「比喩」を使えます。

◉ 比喩で「質問」をする
　「あなたを花にたとえると何の花ですか？」
　「あなたを動物にたとえると？」
　「今日の気分を天気にたとえるとどんな感じでしょう？」
　「手に入れたい目標が富士山の頂上だとすると，今は何合目ですか？」
　「あなたのチームを料理にたとえると何料理ですか？」
　「あなたがコーチなら何て質問するでしょう？」

◉ 比喩で「承認」をする
　「マラソンにたとえると，もう折り返し地点まで来ていますね。」
　「まるでオリンピックで金メダルを取ったみたいですね。」
　「今のコミュニケーションはスムーズなキャッチボールになっていますね。」
　「あなたの職場での役割は指揮者ですね。」

◉ 比喩で「提案」をする
　「船が寄港して水や食料を補給するように，一度止まって準備を整えるというのはどうですか。」
　「花壇を手入れして花を育てるように，1年間かけて部下を育てるプランを立てるというのはどうですか。」
　「1日に1食はウサギになった気分で野菜料理を食べるのをお奨めします。」
　「遠足の気分でウオーキングを楽しむのはどうでしょう。」

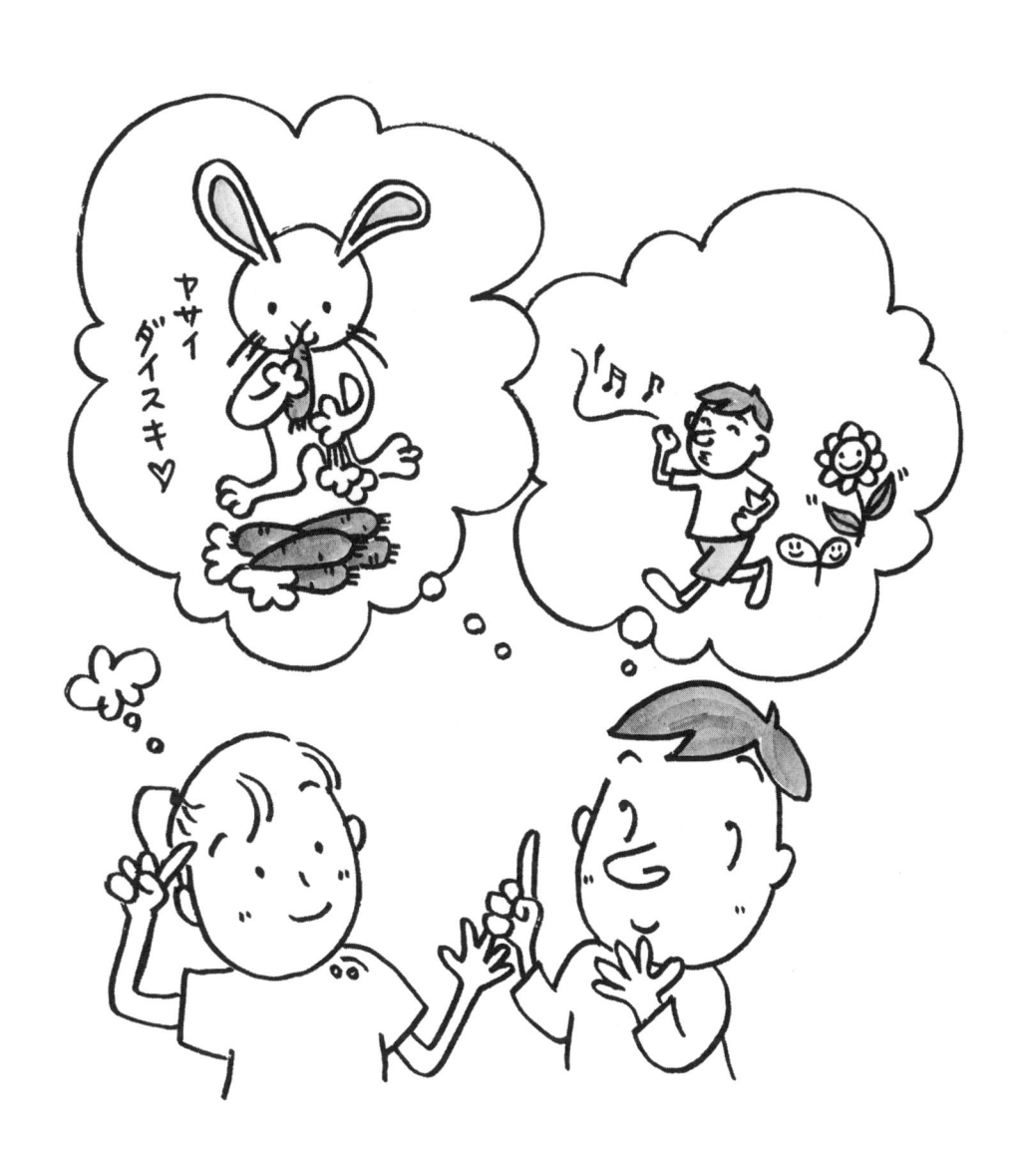

「比喩」で提案する

Lesson 21　「比喩」のスキル

Lesson 22

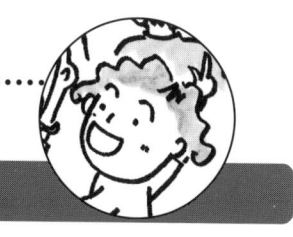

「リフレーミング」のスキル

　一枚の絵の額縁を変えたり，飾る場所を和室，洋室，階段などに移したりすると，絵の見栄えや飾った場所の雰囲気が変わります。絵という「事実」は場所が変わっても同じ絵ですが，見え方，すなわち「解釈」が飾る場所を移したことによって「新しい解釈」に変わったのです。

　リフレーミングというのは，事実に対してすでに持っている意味づけ（解釈）を，異なる視点でとらえ直すことです。一つの事実の意味づけ（解釈）は，それを受け止める側の枠組み（フレーム）によって異なります。たとえば，200cc入るコップに100ccの水が入っている場合，水が半分入っているとも見えますし，半分は空というふうにも見えます。このように，枠組みが変われば意味も変わり，意味が変われば，その人の反応や行動もまた変わることをリフレーミング（reframing）と言います。

■ リフレーミングの事例

　ここで「患者さんの対応に失敗して落ち込んでいるの」というあなたの話に対する同僚のさまざまな反応を考えてみましょう。

Aさん	「難しい患者さんだったのよ。大丈夫よ。」
Bさん	「そう思っていると，余計に落ち込むよ。」
Cさん	「何で患者さんとの対応がそんなに大切なの？」
Dさん	「今回の経験があなたを発奮させるかもしれないわ。」
Eさん	「担当を変える必要があるのかもしれない。」
Fさん	「今回の経験から学べることは？」
Gさん	「それは友達とケンカしたのと似ているわ。」
Hさん	「あなたの落ち込みは，理不尽な仕事に対する怒りの現われかも。」
Iさん	「どの部分がうまくいかないのかな？」
Jさん	「景気はどうなの？」
Kさん	「患者さんとの対応がうまくいかなくても，落ち込まないこともあ

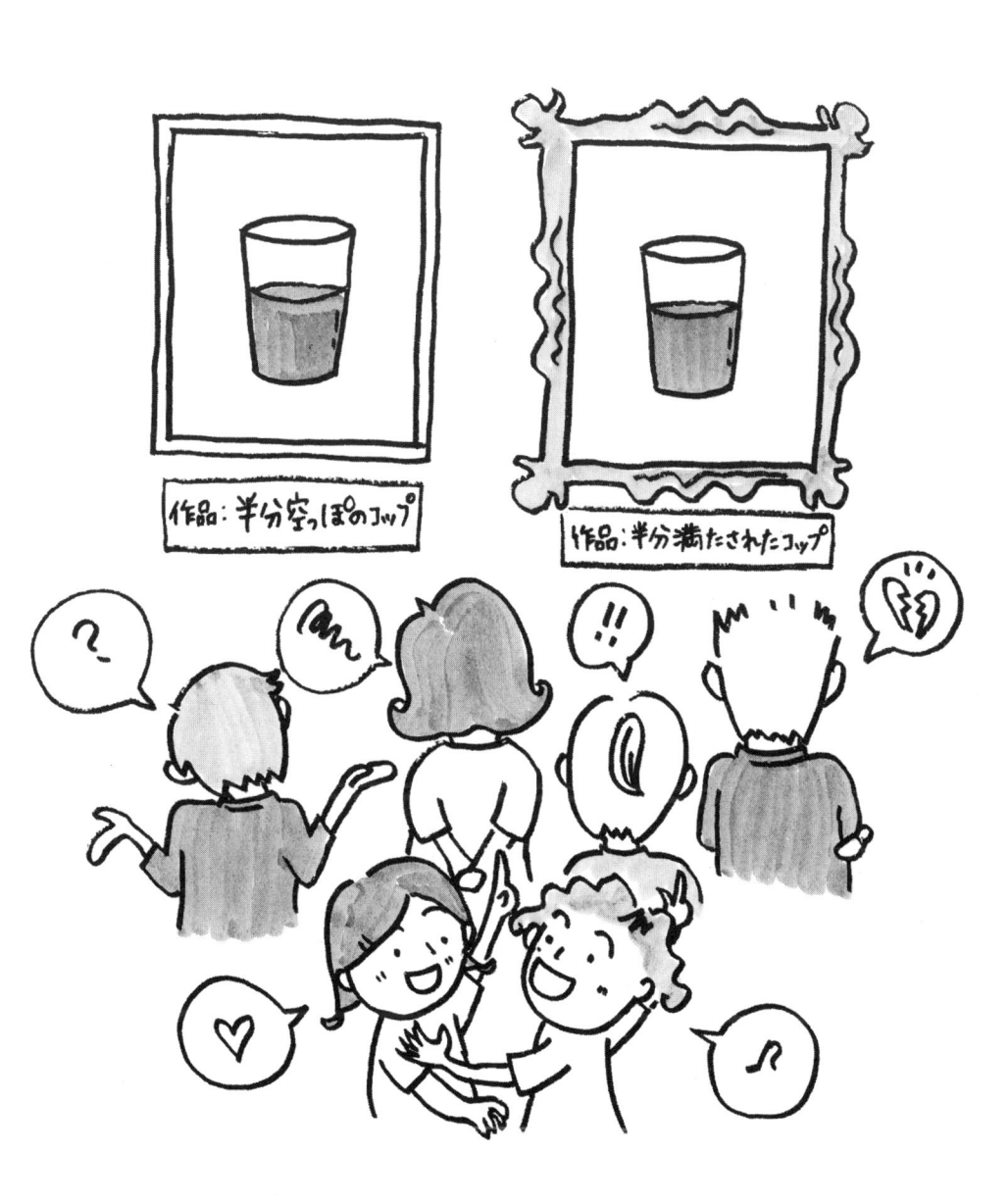

「リフレーミング」で解釈を変える

Lesson 22　「リフレーミング」のスキル

	ったでしょう？」
Lさん	「あなたは仕事に熱心なんだね。」
Mさん	「良いときも，悪いときもあるわよ。」
Nさん	「ふ〜ん」

 あなたの発言一つでも，このように相手の見方はいろいろです。同僚の反応に対してあなたも慰められたり，がんばろうという気持ちにもなります。あるいはムカッとするかもしれません。「見方を変える」「視点を変える」「解釈を変える」というリフレーミングが起きているのです。

■ リフレーミングの種類
 リフレーミングには，「状況のリフレーミング」と「内容のリフレーミング」の二種類あります。

◉ 状況のリフレーミング
 すべての行動はある状況において役に立つものとしてとらえます。どんな状況でも全く価値がなく，役にも立たない行動は稀です。雨のサッカー競技場で選手が試合中に傘をさすことはプレイの妨げになります。しかし，観戦している人が雨に濡れないために傘をさすのは役に立ちます。
 状況のリフレーミングというは，その行動に対する否定的な反応を変えることです。「私は〜すぎるのです」という発言に対し，「その行動は，どんなときに役立ちますか？」と質問して，新しい意味を与えます。

《ケース1》
患者	「テレビを観すぎるんです。」
あなた	「それは，どんなときに役立ちますか？」
患者	「家族で団欒するときは役に立ちます。」
あなた	「家族で楽しむときに役立つんですね。」

《ケース2》
部下	「私ってとても慎重過ぎるのです。石橋を叩いてもなかなか渡らないんです。」
あなた	「これまでに慎重過ぎることが役に立ったことはありますか？」

部下	「忘れ物をすることはなかったですね。」
あなた	「するとその行動は、どこで役に立ちますか？」
部下	「仕事の準備作業で役に立ちます。」
あなた	「仕事の準備がしっかりできるんですね。」

◉ 内容のリフレーミング

　内容のリフレーミングというのは、「～のときに私は、～と反応してしまうんです」という発言に対して、「その行動は他にどんな意味を持っていますか？」と質問をして、視点を変えた意味づけを考えさせます。そして否定的に見える行動や反応の中に肯定的な意図や意味を見い出させることができます。

《ケース1》
患者	「リハビリがうまくいかないと、投げ出したくなります。」
あなた	「その行動は、他にどんな意味を持っていますか？」
患者	「早く直したいという気持ちがあります。」
あなた	「やる気を持って、前向きに取り組みたいということですね。」

《ケース2》
部下	「新人がグズグズしているとすごくイライラして手を出してしまうんですよ。」
あなた	「手を出してしまうというのは、他にどんな意味を持っていますか？」
部下	「新人にちゃんとしたやり方を早く覚えてほしいんです。」
あなた	「それは、どういう意味を持っていますか？」
部下	「早く一人前になってほしいのです。」
あなた	「新人を早く一人前に育て上げたいんですね。」

Lesson 23

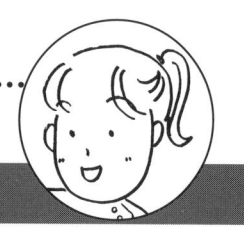

「アンカリング（錨をおろす）」のスキル

　コーチングは相手が自分が決めたゴールに向かう道を歩むこと，すなわち行動を促すのが一つの目的です。こうしていったん行動を起こし始めた時，これはまさに船が港を出て，海図を見ながら航海をしているのにたとえることができます。ところが航海は必ずしも順調とは限りません。風に流されて航路を外れたり，迷子になるかもしれません。暴風雨にも出会い，時には修理のために港に寄らなければなりません。水や食料の補給も必要です。当初の予定とは違う目的地を選択しなければならないときもあります。

　あなたがコーチングをした相手は目的地（ゴール）に向かって歩み始めるといろいろな出来事や障害，心配が出てきます。ここでコーチは相手のために「アンカリング」をしてあげることが大事な役割になります。「アンカリング」は「錨（いかり）をおろす」という意味です。コーチングでは「今の位置，状態を確認する」ことです。

　「アンカリング」の必要な場面では「今の位置，状態」を適切に伝えてあげることにより，さらにモチベーションが上がります。時には休むように伝えてあげることも大事です。例として次のような「アンカリング」の必要な場面があります。

・予定どおりに進んでいるか？　遅すぎるか？　早すぎるか？
・ゴールに近づいているか？　ゴールまでどのくらいか？
・自分のゴールは正しいか？　間違っていないか？
・助けを必要とするか？　このまま一人で行けるか？
・停滞していないか？
・障害が待ちかまえていないか？
・計画は正しいか？　変更する必要があるか？

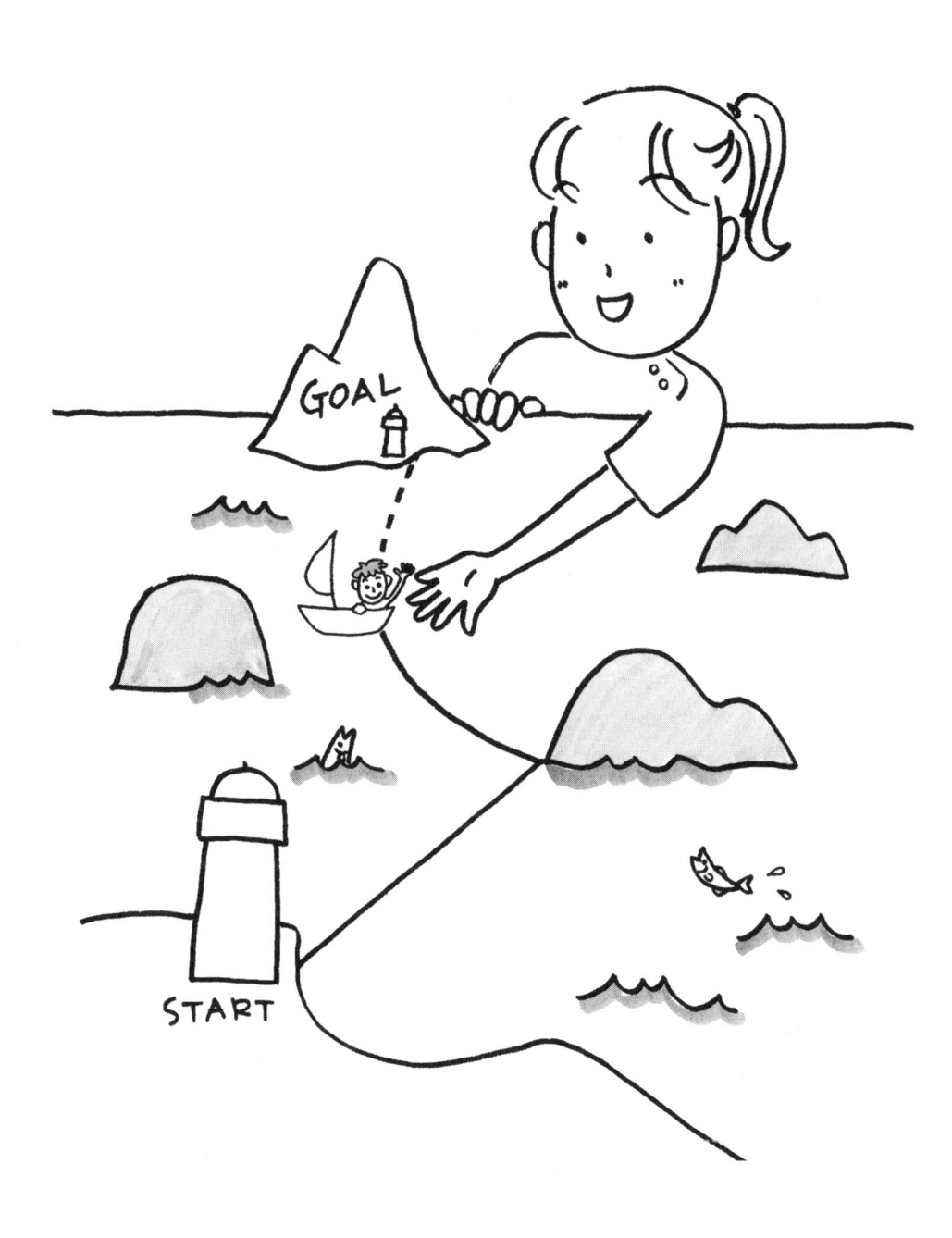

「いまここにいますよ」(アンカリング)

Lesson 23 「アンカリング(錨をおろす)」のスキル

■ アンカリングの事例
◉ 患者の事例

　高血圧のAさんは「体重を10 kg減量して血圧を下げる」というゴールを決めました。食事療法や運動療法で頑張り，最初の1か月で3 kg減量に成功しました。ところが次の2か月目では1 kgも減りませんでした。どうしても抜けられない接待が原因でした。

　あなた　　「Aさん，まだまだだね。がんばってあと7 kgやせなきゃね。」
　Aさん　　「はい…」

　あなたの言葉でAさんの心の中は再び減量を始めたスタートラインに戻ってしまいました。ここは「承認」のスキルでAさんの「アンカリング」をして，ゴールを見直してあげることが必要です。

　あなた　　「Aさん，今月は減りませんでしたが，3 kgの減量は維持できていますね。ゴールまであと7 kgですから三分の一までは来ましたね。」
　Aさん　　「そうですね，でも接待が多くてなかなか今月は減りませんでした。」
　あなた　　「接待については何か良い対処法が浮かびますか？　それとも減量のペースを見直しますか？」
　Aさん　　「接待は和食にするようにしてみます。減量は次の1か月で1 kg減らすペースにゆるめてみます。」
　あなた　　「そうですか，接待を和食にして来月までに1 kgの減量をするのですね。」
　Aさん　　「ええ，それならできそうです。」
　あなた　　「それでは来月にお会いできるのを楽しみにしていますね。」

　これでAさんは減量に向かって自分のペースで歩み始めました。ゴールに向かっていても，その時々の自分の位置というのはなかなかわからないものです。的確に相手の成長やどこまで達成しているかを指し示し，時には「提案」をしてあげることで，ゴールへ向かう意欲が高まります。

● 職場での事例

主任から1週間前にレスピレータの操作法をマスターするように新人が言われていました。

　　主任：「どう、レスピレータの操作法はマスターしたの？」
　　新人：「えぇ、A社の機種だけは覚えたのですが…」
　　主任：「なに、B社とC社のはまだマスターしていないの？」
　　新人：「はい…」
　　主任：「何やっているのよ、いつ患者が来るのかわからないのに。さっさとマスターしなさいよね。グズなんだから。」
　　新人：「はぁ…」

　この会話で主任は新人が自分の指示したとおりにしたかどうかにしか目を向けていません。新人がすべての呼吸器をなぜマスターできなかったかを知ろうとしていません。ましてA社のレスピレータの操作をマスターしたことに対する評価はありません。新人は上司になかなか自分の意見を言わないことが多く、主任も最初から意見を聴こうという会話ではありません。このような場面になってしまうと、新人はこの先も主任には自分の意見を言わなくなり、レスピレータの操作法をマスターしようという意欲が減ってしまうものです。

　　主任：「どう、レスピレータの操作法はマスターしたの？」
　　新人：「えぇ、A社の機種だけは覚えたのですが…」
　　主任：「A社のレスピレータの操作は完ぺきなの？」
　　新人：「ええ、最初はわからなかったのでD先輩につきっきりで教わりました。それに患者さんのFさんがA社のレスピレータを使用しているので、一つ一つの操作も覚えることができました。」
　　主任：「それはとてもいいわね。B社とC社のはどうなの？」
　　新人：「B社のはよその病棟に貸し出しして、うちにはありません。C社のはU先輩が明日、勤務後に時間をとって教えてくれることになっています。」
　　主任：「そうなの。そうすると明日には二つの機種をマスターできることになるのね。」
　　新人：「はい。B社のはマニュアルだけは読んであります。」

Lesson 23　「アンカリング（錨をおろす）」のスキル

主任　「D先輩に教わるのはいい方法ね。よくお礼を言うのよ。」
新人　「はい，ありがとうございました。」

　役職や立場に関係なく，人は仕事を通して成長し続けるものです。特に新人は一つの技術を覚えた時に「承認」してあげることが「アンカリング」になります。この「アンカリング」がないと，いつまでも，2年目，3年目を迎えても新人気分の抜けない看護師になります。3年目，4年目になっても1年目と変わらない仕事内容では，日々の仕事に対するモチベーションを下げてしまいます。このような環境で「あなたは～まで成長したのね」というメッセージを送る「アンカリング」は大切なスキルです。

Lesson 24

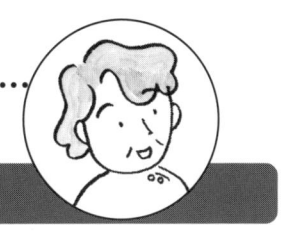

GROWモデル

　コーチングの構造は極めてシンプルです。設定したゴール（目的，目標）に対して現状を把握し，その差，いわゆるギャップを埋めるために通過目標を決め，ゴールに向かって進めていきます。途中，軌道修正が必要ならば，柔軟に対応しながら進めていきます。

　コーチングの基本プロセスとして「GROWモデル」という考え方があります。GROWというのは，英語で「成長する，育つ」という意味があります。このGROWはGoal，Reality，Options，Willの4つの単語の頭文字をとったものです。それぞれの単語の意味は次のとおりです。

G	Goal	目標を明確にする	達成したい目標は何か？
R	Reality	現状を把握する	現在地はどこか？
O	Options	方法を選ぶ	ギャップを埋めるためのアイデアは？ ベストな方法は何か？
W	Will	目標達成の意思の確認	何から始めるのか？ やる意思はあるのか？

■【Goal】目標を明確にする

　コーチングで一番のポイントになるのが「目標を明確にする」ことです。「いつまでにそうしたいのか」，「どうなりたいのか」というゴール（目標）を明確にしていきます。目標が漠然としていたり，大きすぎる場合は「具体的にはどうするのですか？」や「5W＋1H」（what, when, where, which, why, how）の質問を使ってより具体的に，より絞りこみます。目標をはっきりさせることによって進むべき方向が明らかになり，目標を達成したときにより高い達成感を味わうことができます。目標は「具体的」・「肯定的」・「ストレッチ」であることが必要です。Lesson 6の目標設定のスキルで述べている「SMARTの原則」をもう一度復習してください。

GROWモデル
G：目標を明確にする
R：現状を把握する
O：方法を選ぶ
W：目標達成の意思の確認

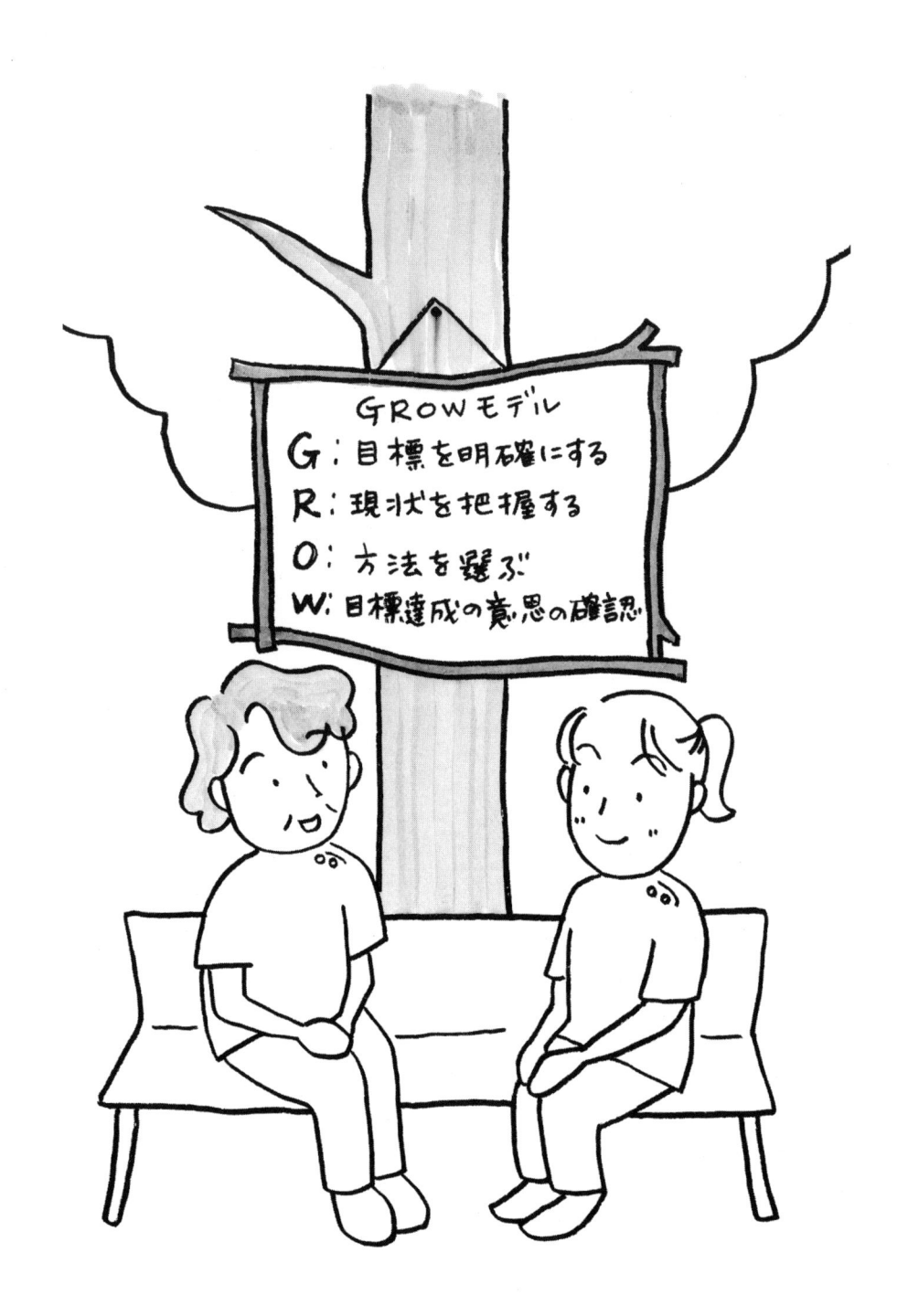

GROWモデルの構造

◉「具体的」な目標にする
　目標が漠然とした状態というのは，進むべき方向が定まっていないのと同じことです。方向が漠然としていては，現状付近をさまようだけです。目指す地点が明確であるからこそ，目指すゴールにたどり着くことができます。

◉「肯定的」な目標にする
　目標は肯定的であることも大切です。「私は〜しないようにする」という目標設定は，否定的なことに焦点があたっているので，結果的に意識が否定の方向に向かいます。潜在意識の世界に否定はありません。意識づけする上でも肯定的であることが大切です。

◉「ストレッチ」な目標にする
　ストレッチ目標というのは，手を伸ばせば届くくらいの目標をいいます。能力や可能性を伸ばすには，現在のレベルより少しだけ高い目標が必要です。目標は，高すぎると挫折感を生みますし，低すぎても達成感が味わえません。人によって高すぎる目標を設定する傾向のある人と低めに目標を設定する傾向の人がいます。コーチは適切な目標の見極めも必要になります。

　【Goal】の質問例
　「3年後はどういう状態になっていたい？」
　「具体的にはどんなイメージ？」
　「その目標を達成することはどんな意味がありますか？」
　「それを達成することで何が手に入るだろう？」
　「どういう成果を手に入れたいんだろう？」
　「今年の目標は？」
　「この3か月でどこまで達成することができますか？」
　「どういう状況になればいいのかな？」
　「本当の目標は何？」
　「周りにどういう影響を与えていきたいんだろう？」

■【Reality】現状を把握する

　目標を目指す計画を立てたり行動を起こす前に現状を把握します。目標に対する現在地を確認することで，これからの距離や道筋，進み方を具体的に考えることができます。時にはゴールと現状のギャップの大きさが障害になります。現状把握においても「具体的には？」や「5W＋1H」の質問を使って現状を探っていきます。

　【Reality】の質問例
　「どこが一番難しく感じますか？」
　「今，重要な課題は？」
　「具体的に説明してくれるかな？」
　「前からそのような状態だったのですか？」
　「今，進捗状況はどのようになっていますか？」
　「その中でうまくいっていることは何がある？」
　「理想を100点だとすると，現状は何点？」
　「今の状態をどのように感じている？」
　「今，解決しなければならない問題は？」

■【Options】方法を選ぶ

　目標達成のために「どんな方法があるのか」をできるだけたくさん考え，その中からベストと思える方法を選びます。一つの方法に固執することなく，いろいろな視点から多くの方法を探し出すことがポイントです。選択肢を増やすために，ブレイン・ストーミングでアイデアを出し合う方法も考えられます。

　【Options】の質問例
　「いつもはどういう方法で取り組んでいますか？」
　「考えられる方法を5つ書き出してみませんか？」
　「違った視点で考えてみると，どのようになりますか？」
　「チャレンジしてみたいことは何ですか？」
　「他にはどんな方法が考えられるかな？」
　「一番，効果のある方法は何でしょうか？」
　「お金のかからない方法は何でしょうか？」
　「視点を変えて考えてみると，どんなことが考えられる？」

「選択肢を探すために，ブレイン・ストーミングしてみませんか？」
「何が一番，ベストな方法だろう？」

■【Will】目標達成の意思の確認

　「目標達成の意思の確認」は，コーチングのしめくくりです。実行する意思はあるのかを確認し，何をいつから行うのかをできるだけ明確にします。たとえば，「今週中にやります」というのでは，いつやるのかが具体的ではないので，先延ばしになる可能性があります。何曜日の何時に，というところまではっきりさせるのが望ましいといえます。これがコーチとの約束となって，本人の具体的な行動を促進させます。また，その実行計画を次にどのような形でフォローするのかも確認しておく必要があります。たとえば，1週間後にメールをもらうとかミーティングの時間を持ちます。

【Will】の質問例
「まず，どこから取り組んでみますか？」
「この1週間で取り組むことは何ですか？」
「具体的には，いつ，どこで行いますか？」
「まず，始められることは何ですか？」
「いつまでに行いましょうか？」
「次はいつから行いますか？」
「具体的な行動計画は？」
「行動するために，私が何かサポートできることはありますか？」
「それを達成する意思はありますか？」
「何時間あったら仕上げることができますか？」

　実際のコーチングでは，必ずしもG→R→O→Wの流れどおりに進むわけではありません。現状を確認しているときに，もう一度G（目標を明確にする）に戻ることもあります。
　GROWを頭の中に入れて会話を進めていくことで，コーチングがどこまで進んでいるのかを確認することができます。なお，このGROWモデルは，コーチング場面だけでなく，日常の業務計画の策定や会議運営に応用することができます。

第5章

コーチングを使いこなそう

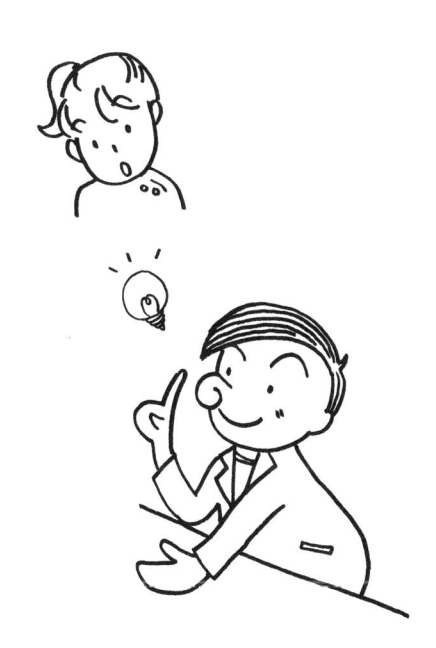

Lesson 25

クイック・コーチング

　コーチングの基本は「質問」「傾聴」「承認」「提案」です。あなたが効果的なコーチングをするには十分な時間をかけることが必要です。ただあまりにも長時間のコーチングだと話すテーマのすそ野が広がりすぎて焦点が曖昧になり，あなたも相手も疲れ果ててしまいます。逆にあまりにも短時間ですと中途半端なコーチングで終わってしまいます。

　1回のコーチングの時間は扱うテーマの内容にもよりますが，通常は30～45分，長くても1時間程度です。ところがお互いにうまく時間をとることができればいいのですが，実際には勤務の合間やランチタイムの短い時間とか，時間はないけれど今すぐコーチングをしないとタイミングを逃してしまうケースもあります。このような場合はクイック・コーチングのスキルを使います。

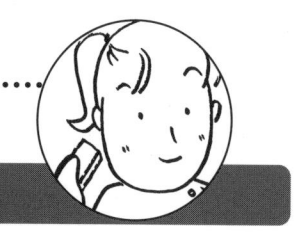

■ クイック・コーチング

　クイック・コーチングは5～15分の短い時間でコーチングをします。このように短い時間でコーチングをしようとする場合にお互いの信頼関係（ラポール）がうまくできていることが前提条件です。クイック・コーチングでは相手も限られた情報の中で限られた時間内で考えるため，目の前にあるシンプルなテーマ，今遭遇した出来事などに適しています。ここでは5分間クイック・コーチングについて説明します。

《5分間クイック・コーチングの流れ》

　5分間でコーチングをするために，コーチングの各プロセスはポイントをおさえた1～2個の質問に限定されます。ときには質問が省略されるプロセスもあります。クイック・コーチングでは「シンプルな質問」で「相手の行動に焦点」をあてます。次の1～8のプロセスが基本ですが，状況に合わせて3・4・6は省略します。

　1「ゴール」を決める
　2「5分間の価値を共有」する

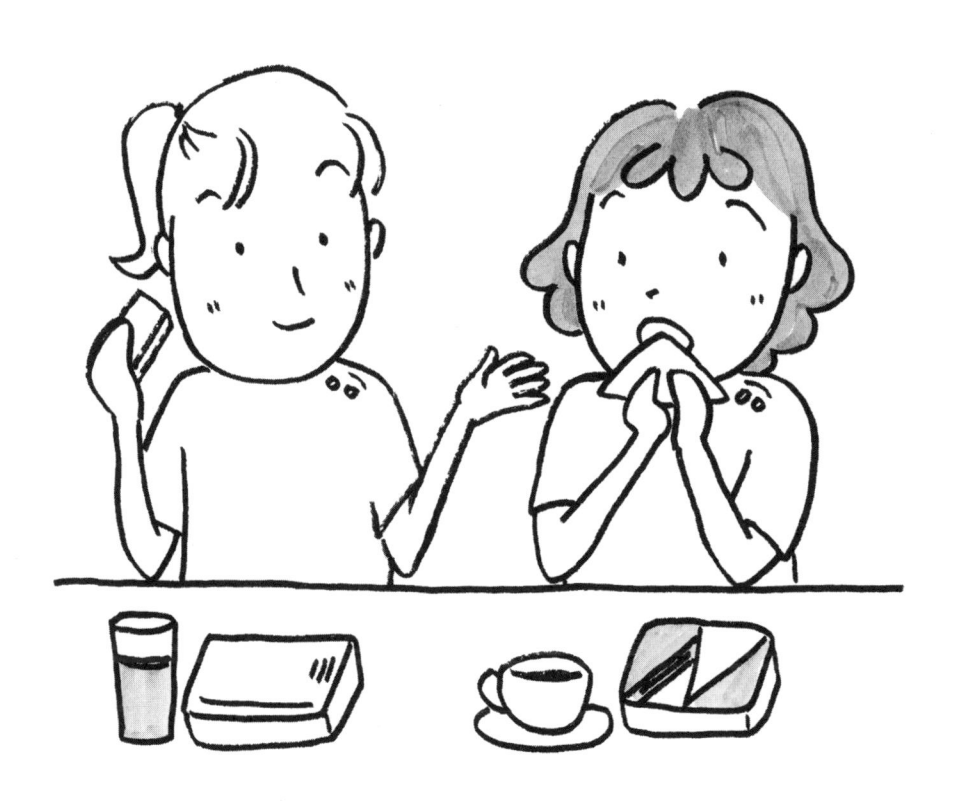

【ランチタイムに5分間クイック・コーチング】
「シンプルな質問」で「行動に焦点をあてる」

3 「現状」を知る
4 「障害」「強み」を知る
5 「戦略」を立てる
6 「提案」する
7 「行動」を促す
8 話してどうだったかを聞く

《5分間クイック・コーチングのポイント》

① ゴールを決める

　最初のステップは何を解決したいか，何を手に入れたいかを明確にします。コーチの側からテーマを絞っていくこともあります。今目の前にあるシンプルなゴールを一つだけに絞りましょう。

　「手に入れたいものは何ですか？」
　「その問題をどうやって解決するか話しましょう。」
　「今の話を簡潔に言うと，あなたは（ゴールとして）○○したいということですね。」
　「あなたは○○について何とかしたいと思っているのですね。」
　「今から○○について話しませんか？」
　「5分でどこまで解決しましょう？」

② 5分間の価値を共有する

　ゴールを手に入れるため，今からの5分間に心を集中させることをお互いに確認します。5分間という限定された時間に心を集中させることで価値ある時間と成果が手に入ります。5分後にどのような気持ちでいたいかを聞くことで心を集中させることもできます。

　「今から5分間，この問題について心を集中させましょうね。」
　「5分後にどのようになっていたいですか？」

③ 現状を知る

　クイック・コーチングでは深く掘り下げた「現状を把握する質問」をする時間はありません。

　現状を把握する質問は省略されることもあります。
　「現状はどうなっていますか？」

「ゴールとの距離はどのくらいでしょう？」
「あなたにとって手に届く目標ですか？」

④ 「障害」「強み」を知る

　問題となっている「障害」を明確にします。「障害」はいくつも出てくるものです。最も優先しなければならない「障害」に焦点をあててください。限られた時間に心が集中しているときは，あなたから相手の「強み」を伝えてあげることが効果的です。
　「ゴールに向かうのにあなたの障害（強み）になっているのは何ですか？」
　「一番障害になっているのは何ですか？」
　「ゴールを手に入れるのに解決しなければならない問題点を3つあげるとしたら何ですか？」
　「あなたの強みは行動力があることね。」
　「誰がサポートしてくれますか？」

⑤ 戦略を立てる

　戦略を立て，どのような行動を起こすかに焦点をあてます。
　「どのようにしたらゴールにたどりつきますか？」
　「本当にそれをしたいのですか？」
　「どっちをやりたいのですか？」
　「何から先にやりますか？」
　「いつから始めたいと思っていますか？」

⑥ 提案する

　提案は一つだけにします。必ず「一つ提案があるのですが聞いてみませんか？」と相手が提案を受け入れる心の準備をしてもらいます。

⑦ 行動を促す

　コーチングの目的は相手が自ら行動を起こすようにコーチングすることです。何をいつからどのように行動するかを自分の中で明確にさせます。
　「いつからそれを始めようと思っていますか？」

⑧ 話してどうだったかを聞く

　5分間で話した成果を話してもらうことで行動を確信させ，自発的な行動を強く促すことができます。また，あなたも相手の言葉，声，視線などからコーチングの成果を確信できます。

　「話してみてどうでしたか？」
　「すっきりしましたか？」
　「整理できましたか？」

■ 部下を育てるたった一言「君ならどうしますか？」

　これまでの部下の教育は一方的な指示・命令による教育がほとんどでした。指示・命令はとても有効な教育方法ですが，致命的な欠点があります。上司から指示・命令ばかり受けているうちに上司に依存してしまい，そのうち指示・命令を受けるまで行動を起こそうとしない部下がでてくるようになったのです。「自分で考えることを放棄」しているのはマニュアル世代の若いナースや超ワンマンの師長の下で働く主任にみられます。

　もともと自分で考える能力があるのですから，「自分で考えることを習慣にする」だけでいいのです。ここで Lesson 4 でも解説した「あなたならどうしますか？」という質問を使います。

　部下があなたに「師長，○○の件はどうしましょうか？」，「リーダー，Aさんが文句をいってるのですがどうしましょう？」と指示を求めてきた時，あなたは部下に「あなたならどうしますか？」と質問するだけでいいのです。部下に考えさせる質問をし，答えさせます。部下の答えが正しくなければ修正してください。大事なのは一度は必ず部下に答えを考えさせて言葉に出させるのです。

　そのうち部下はあなたの指示をもらおうとすると「あなたならどうしますか？」と必ず聞かれることがわかります。すると部下はあなたの指示をもらおうとするときに，あらかじめ自分の考えをまとめてからあなたのところに来るようになります。そのうち部下はあなたのところに指示をもらいに来る回数が減ってきます。なぜなら部下は自分で判断できることは自分で考えるようになったのです。そう，部下は自分で考えるように成長したのです。

　毎日，「あなたならどうしますか？」と繰り返すたった一言のコーチング・コミュニケーションが「自分で問題を解決する」部下に育て上げるのです。

Lesson 26

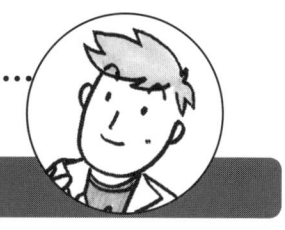

会議でコーチングを使う

　「だらだらした会議」,「長時間のミーティング」,「しゃべる人が決まっている会議」,「会議のための会議」が好きな人はいません。まして早く病棟に帰ってカルテを書かなければならないときや,日勤・深夜で早く帰って休みたいときなど,むしろ腹が立ってきます。

　私たちもこれまでにさんざんつらい退屈な会議をいくつも経験してきました。また,一方で会議の参加者全員が前向きかつ建設的で,まさに芸術ともいえる会議に出会うこともありました。素晴らしい会議は何度参加しても気分がよく,参加していること自体が誇りに思え,自分のモチベーションが高まってきます。

　私たちはコーチングを学んでいるうちに,素晴らしい会議はコーチング・コミュニケーションがあることに気がつきました。そこで,私たちもリサーチミーティング,編集会議,セミナーの打ち合わせにコーチング・スタイルを手探りで導入してみました。そして会議にコーチング・スタイルを使うことで次のような素晴らしい成果を手にしたのです。

① 会議の時間が短くなる
② 会議が決められた時間に終了する
③ 全員が積極的に会議に参加する
④ 全員の意見や立場が明確になる
⑤ 参加者のコミュニケーションレベルが高くなる
⑥ 記録が残る
⑦ 会議後のステップが明確になる

　これを読んで「まさか〜」と思われると思います。もちろん会議の内容によってはすべてを満足させることは難しいでしょうが,私たちはほとんどの会議でこのすべての成果を手に入れてきました。まずはご自身で小さなミーティングから試してください。必ず,素晴らしい成果を実感することができます。

■ **コーチング・スタイルの会議の流れ**

　コーチング・スタイルの会議の流れを説明しましょう。会議は❶～❻の流れで進みます。❶～❸は会議前の準備，会議の話し合いは❹です。❺❻で会議の価値を全員で確認して終わります。4～10人くらいまでの会議に適しています。

❶　会議開始のセレモニーをする
❷　会議進行の担当者を決める（司会・記録係・時計係・発表係）
❸　議案を全員で確認し，話し合う議案の順番と会議終了時刻を決める
❹　会議の開始
　　① 担当者が議題の内容，目標，問題点を説明する
　　② 司会の右（左）隣から一人ずつ順番に意見を聴く
　　③ 意見の追加がないか確認する
　　④ 司会が自分の意見を出し，全員の総意を決定する
　　⑤ 決定について全員の感想を聞く
　　⑥ 議題ごとに①～⑤を繰り返す
❺　この会議の感想を司会の右（左）隣から一人ずつ順番に聴く
❻　会議終了のセレモニーをする

■ **具体的な進め方**

　具体的な進め方について解説します。モデル事例を「病院を全面禁煙にするための禁煙委員会」にします。出席者は委員長のあなたと，A，B，C，D，Eさんの全部で6人です。

（1）**会議開始のセレモニーをする**

　禁煙委員会の委員長のあなたは，全員が集まったのをみて会議開始のセレモニーの口火を切りました。

　　あなた　「全員，ご起立ください。今から禁煙委員会を開催します。この会議
　　　　　　に出席者全員が意識を集中するという意味を込めて会議をスター
　　　　　　トするセレモニーをします。よろしくお願いします。」（一礼をす
　　　　　　る）
　　全員　　「よろしくお願いします。」（一礼をする）
　　あなた　「ご着席ください。」

「これから会議を始めます。
　よろしくお願いします。」

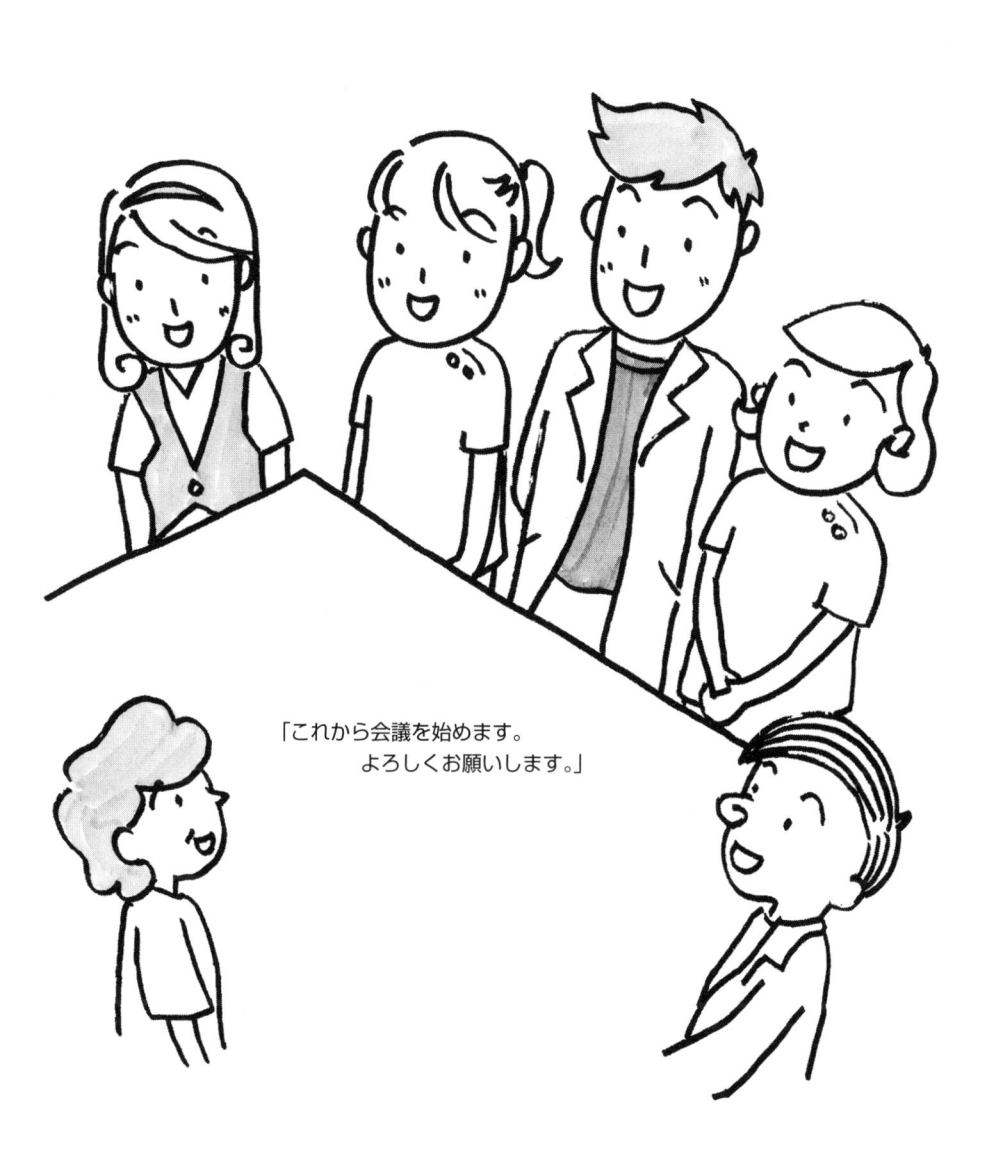

会議開始のセレモニーで全員の意識を会議に集中させることができる

会議の開始時刻になってもだらだらとおしゃべりをして，なかなか始まらない会議はほんとうに締まらないものです。このような会議ほど遅刻者が多く，会議が始まっても無駄口やヒソヒソ話がテーブルの下を飛びかい，居眠りをする人もいます。
　会議開始のセレモニーは全員が起立して礼をするだけですが，出席者が会議に集中することを宣言し，会議の雰囲気を引き締めて出席者の参加意識を高めてくれます。

（2）会議進行の担当者を決める
　　あなた　「私が司会をつとめさせていただきます。記録係はCさん，タイムキーパーはDさんにお願いします。Bさんには明日の病棟連絡会議で今日の会議の報告をお願いします。」
　　Bさん，Cさん，Dさん　「はい」

【司　会】特別な理由がなければ委員長が司会をします。司会は記録係，時計係，発表係を指名します。
【記録係】（スクリプター）会議の記録をとり，終了後全員に記録を配布します。
【時計係】（タイムキーパー）議論が白熱したりどうどう巡りをしていると，時間の感覚がなくなり一つの議案に多くの時間が盗られ，他の大事な議案が検討できなくなります。時計係は会議の時間のコマ割りを監視し，司会や出席者に時間のかけ過ぎを注進します。
【発表係】（プリゼンター）会議の内容を後日に他の会議で報告する必要のある時に選ばれます。記録係の隣の席の人を選びます。
　コーチングによる会議を始めた当初，私たちは記録係や時計係はアナライザーあるいはサポータータイプを，発表係はプロモータータイプを意識的に選びました。しかし最近では必ずしもタイプ分けにとらわれる必要がないことがわかりました。

（3）議案を全員で確認し，話し合う議案の順番と会議終了時刻を決める
　　あなた　「前回の委員会以降で新たに報告あるいは話し合う議案について，項目だけあげてください。それではAさんからどうぞ。」（右隣のAさんに発言を促す）
　　Aさん　「私からは特にありません。」

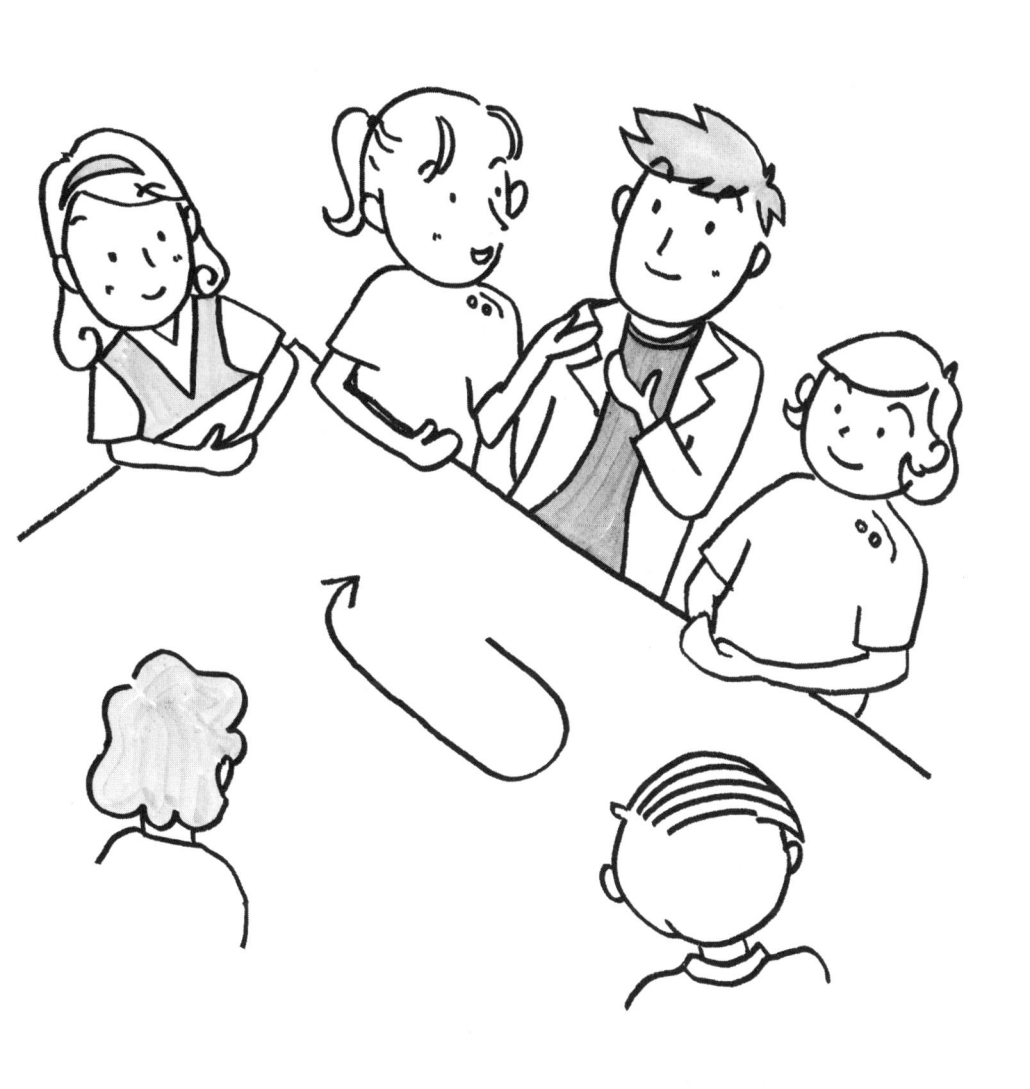

司会の隣の席の人から順番に全員の意見を聞く

Bさん	「他の病院の禁煙キャンペーンの取り組みをインターネットで調べたので報告します。」
Cさん	「病院全面禁煙について医局長会議で大騒ぎになっているので報告します。」
Dさん	「特にありません。」
Eさん	「私もありません。」
あなた	「私からはこの委員会の予算が決まったので報告します。それでは一番時間がかかりそうなCさんの医局長会議での問題，次にBさんのインターネットの調査報告，そして私の予算報告の順番で話しましょう。会議は今から45分後の5時ちょうどに終わるようにみなさん，そして時計係のDさん，よろしくお願いします。」

　会議に入る前に話し合う予定の議案を全員で確認します。これによって，議案の重要度，優先度，そして話し合うのに必要な時間を全員で認識します。さらに会議の終了時刻がはっきりすることで集中して話し合いに参加することができます。時計係は5時に会議が終わるように監視します。

（4）会議の開始―司会の隣の人から順番に全員の意見を聞く

あなた	「ではCさん，状況を簡潔にお話しください。」
Cさん	「医局長会議は全面禁煙に大反対です。喫煙コーナーを作れとか，患者が裏で喫煙して火事になったらどうするんだとか，おれは絶対やめないとか，大騒ぎですね。」
あなた	「それではこのことでAさんから意見を聞かせてください。」
Aさん	「ぜんぜん禁煙に対する意識が低いですね。問題外ですね。」
	―Bさん，Dさん，Eさんと続く―

　ここで大事なことは順番に全員の意見を聞いていることです。これがコーチング・スタイルの会議ではとても大事なプロセスです。順番に意見を言うのですから，自分の番が来るまで発言している人の意見に耳を傾け，思考を巡らせます。先に意見を述べた人も自分の意見がどのように扱われるか注目しています。全員の意見を聞いたあとで，司会者は必ず全員に追加したい意見がないか尋ねますから，最初の順番であっても意見を追加することができるので，他の人の話をじっくりと聞くことができます。この方法なら一人だけがワンマンショーのように話

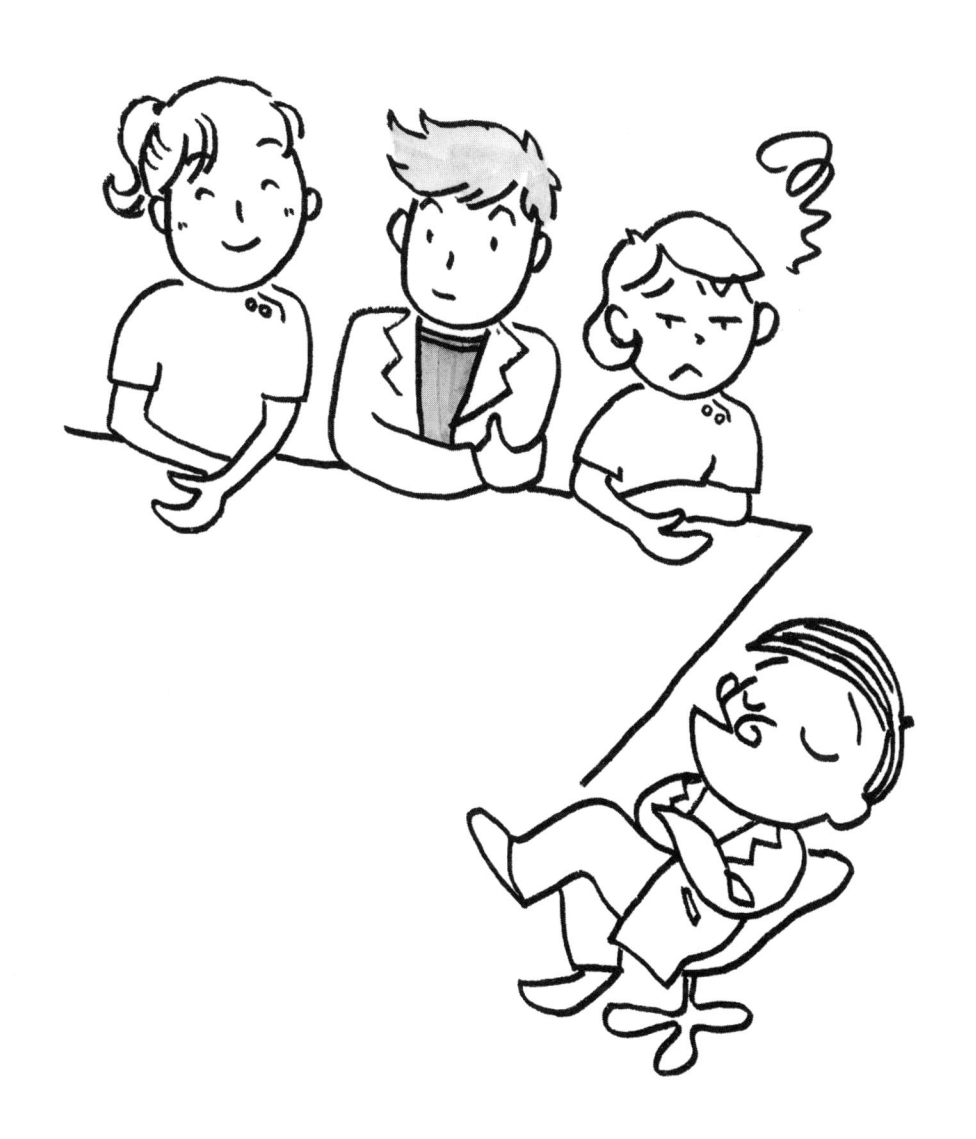

否定的な意見ばかり言う人のために沈滞ムードになることがある。
こんなときは…

Lesson 26　会議でコーチングを使う

し続けることもなく，出席者全員の考えを引き出すことができます。最後に司会者が自分の意見を言い，全員の考えをまとめます。結論が出せそうなら全員の同意を得ます。大概はこれで議案はまとまります。

　さて，会議の時に必ずいつも否定的な意見ばかり言う人がいます。Ｄさんがそうでした。否定的な意見が出た時は，いくら後からポジティブな意見の人に話してもらっても沈滞ムードになってしまいます。そこでＤさんが否定的な意見を言うたびに必ず「Ｄさん，解決する何かいい方法はありませんか？」と「肯定質問」で聞くようにしました。最近は否定的な意見を言うことについては変わりませんが，解決法を聞くと自分の考えた解決策をとうとうと述べるようになり，会議の沈滞ムードはなくなりました。

　　Ｄさん　「院長も院長室でタバコを喫ってるし，お医者さんたちは全面禁煙なんて絶対に無理じゃないですか。」
　　あなた　「そうですね，院長も喫っていましたね。Ｄさん，どうしたらお医者さんたちを全面禁煙に協力してもらえるでしょうか，何かいい考えはありませんか？」
　　Ｄさん　「そうですね，まず院長が院長室で喫煙している問題の大きさを委員会から伝えることですね。院長さえ全面禁煙の取り組みの先頭に立ってもらえればうまくいきますね。私が思うに，お医者さんたちは時代の流れだから最後は全面禁煙はしょうがないと考えていますよ。」
　　あなた　「Ｄさんの提案についてＡさんから意見を言っていただけますか。」
　　―Ａさん，Ｂさん，Ｃさん，Ｅさん，あなたと続く―

こうして会議は進み，禁煙委員会全員で院長に話をすることに決まりました。他の議案も同じように進み，話し合いは終わりました。次回の会議の日程を決めた後，必ず全員に会議の感想を話してもらいます。これにより自分の中で会議の価値を高く認識できます。そして会議終了のセレモニーをして終わります。

　　あなた　「それでは，今日の会議の感想を一言ずつお聞きします。それではＤさんからどうぞ。」
　　　　　　（左隣のＤさんを促す）
　　Ｄさん　「この会議で話していて，本当に煙のない病院を作れそうな気がしました。」

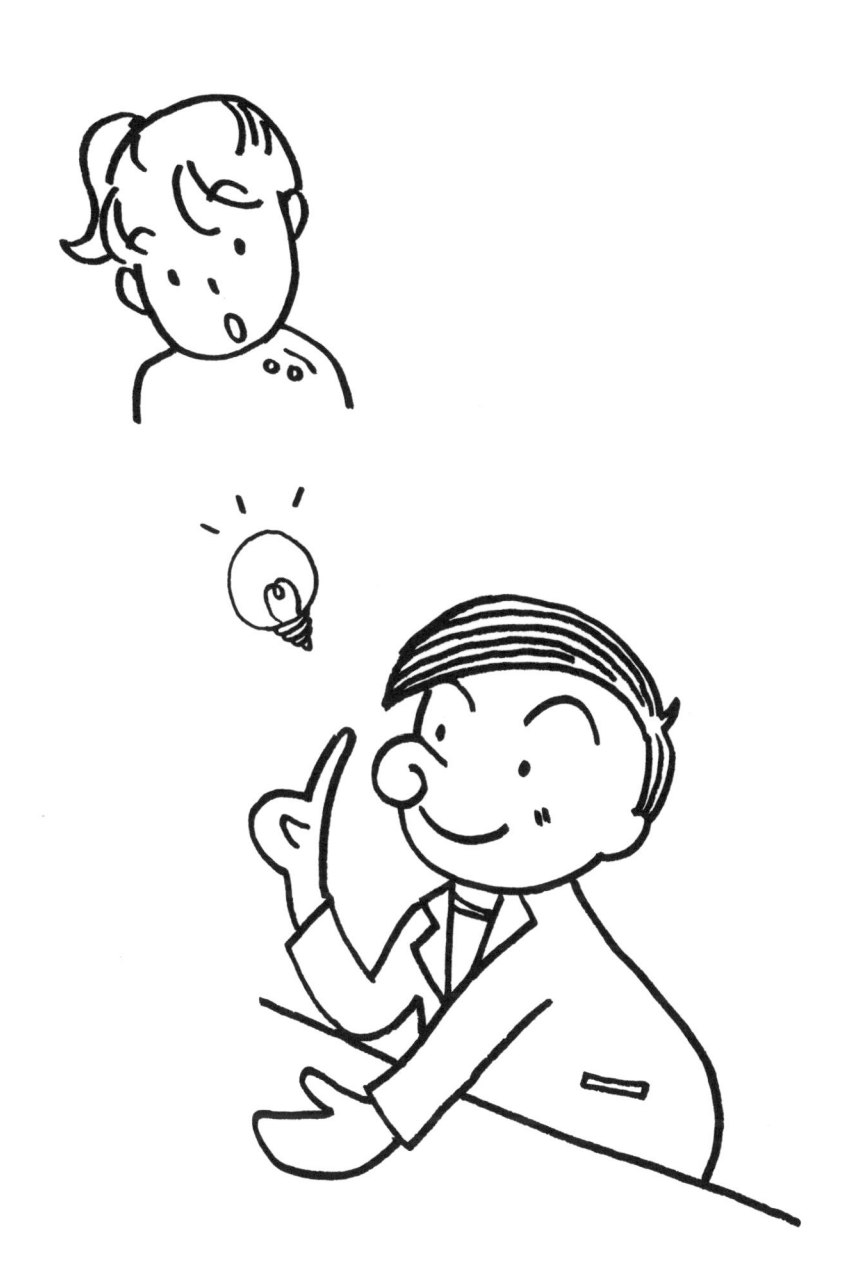

否定的な意見をだした人に「○○さんはいい方法を思いつきませんか？」と全員の前で聞いてみる。すると，とてもいいアイデアをもっていることがある。

Cさん　「各部署が本気になって取り組んでいることがわかったので良かったです。」
Bさん，Aさんと続く。
あなた　「今日の会議の収穫はDさんのおかげで院長が全面禁煙のキーパーソンであることがわかったことです。私も，煙のない病院が実現できると確信できました。ちょうど5時ピッタリですね。それでは全員ご起立ください。ありがとうございました」（一礼する）
全員　「ありがとうございました」（一礼する）

　コーチング・スタイルの会議は無駄な時間の節約，建設的な成果，そして参加者のコミュニケーションレベルを高くする素晴らしい方法です。病院，クリニックのみならず広い範囲で応用ができます。

Lesson 27

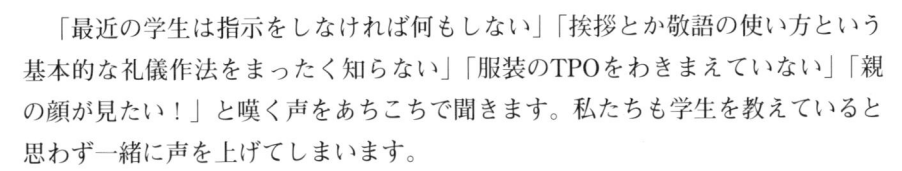

看護学生の教育にコーチングを使う

　「最近の学生は指示をしなければ何もしない」「挨拶とか敬語の使い方という基本的な礼儀作法をまったく知らない」「服装のTPOをわきまえていない」「親の顔が見たい！」と嘆く声をあちこちで聞きます。私たちも学生を教えていると思わず一緒に声を上げてしまいます。

　さて，コーチングはこのような学生に対して効果的な教育スキルなのでしょうか。答えは「イエス」です。私たちの経験では，小学生から大学院生まで文系・理系を問わずコーチングはとても効果的な教育スキルです。コーチングはその人の能力，考え方を引き出し，行動を促すコミュニケーションスキルです。コーチングスキルによって自分で考える学生，自立する学生，行動する学生に育てることができます。

　筆者のいる杏林大学では医師，看護師，保健師，救急救命士，臨床検査技師，衛生検査技師，衛生管理士，養護教諭などの資格教育をしています。これまでに資格取得を目指す大学生や大学院生にコーチングスキルを用いた教育をしてきました。ここでは医療系資格教育全般の私たちの経験を元に話を進めていきます。

■ コーチングのスタイル

　学生にコーチングをする場合，1対1のパーソナル・コーチングからグループ・コーチングまで目的別にスタイルを選択します。

【パーソナル・コーチング】　1対1のコーチングです。将来の方向，就職，卒業研究の個人指導，実習受持ち患者のアプローチなどに適しています。

【グループ・コーチング】　数人程度のグループ単位でコーチングをします。卒業研究などで最初にこのスタイルでコーチングをするとグループのモチベーションが上がり，相互の協力関係が自然に生まれます。

【コーチング・セミナー】　20～30人の中グループに対するコーチングです。数人単位の小グループに分けてロールプレイを主体に

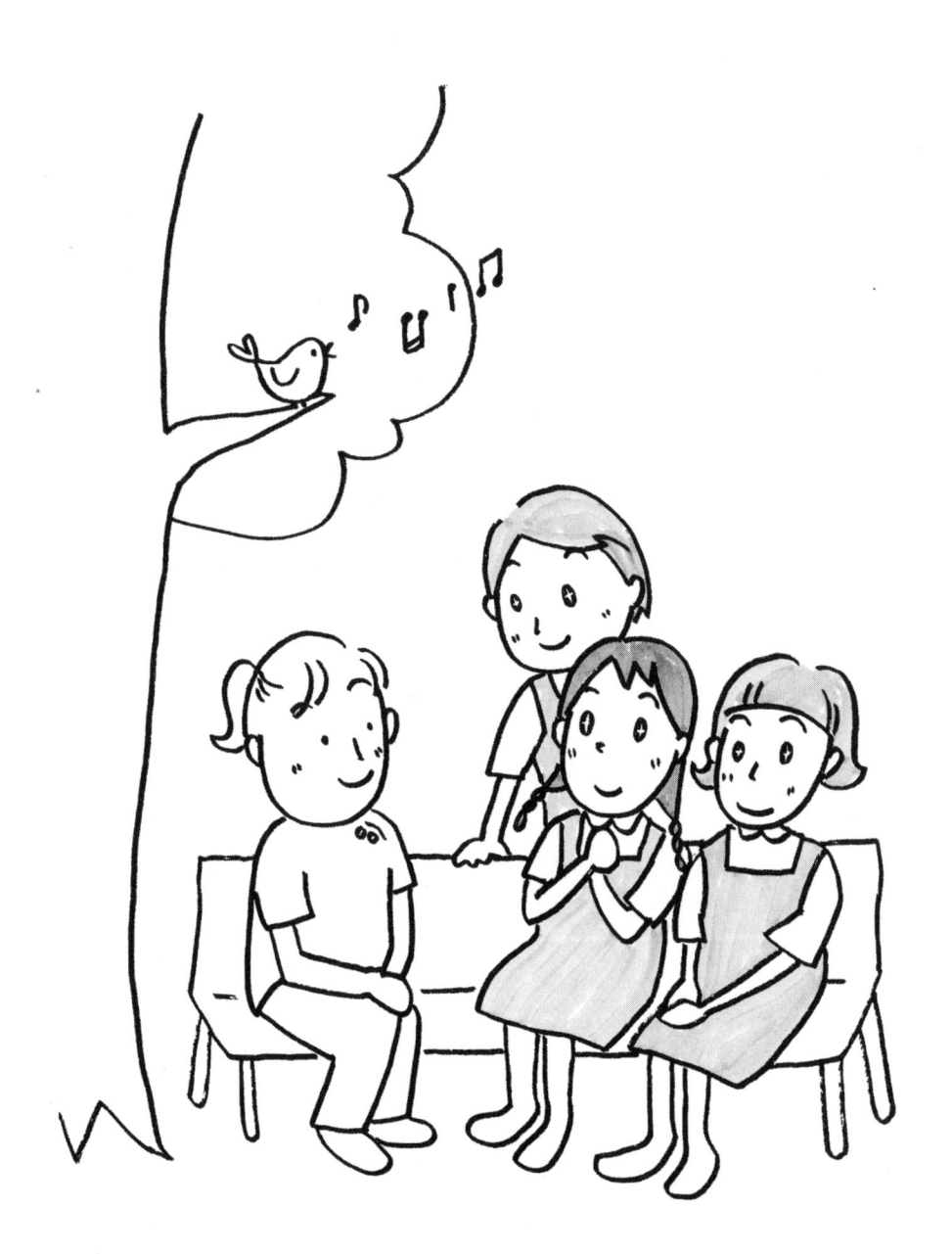

進めていきます。コーチングをするというよりは，コーチングそのものを学ばせます。コーチングを身につけることによって自然にセルフ・コーチングをするようにプログラムが工夫されています。

■ 実習・卒業研究のパーソナル・コーチング

　コーチングの目的はその人が自ら考え，能力や問題解決方法を引き出し，行動を促すことです。コーチングは相互の信頼関係が必須条件になります。したがって特に利害関係が強い相手だと，自分の弱点をみせたくないという気持ちが働くので，扱うテーマによってはコーチングは成り立ちません。そういう意味では夫婦や親子の間ではコーチングをしにくいと言われています。

　教師と学生という関係も利害関係が強い相手と言えます。学生からすればあまり本音を出さずに教師に気に入られるような答え方をする傾向があります。もちろんなれ合いも困りますが，緊張しすぎも問題です。Lesson 7「ラポール（親密感）をつくるスキル」とLesson 8「環境を整えるスキル」をもう一度読んで準備を整えてください。

　実習や卒業研究の目的はそれを通じて「自分で問題点を探す」「自分で考える」「自分で解決する」「自分で情報を収集・観察する」「情報を分析する」「自分の考えをまとめる」「プレゼンテーションする」「社会の慣習を覚える」などがあります。異論はあるかもしれませんが，講義と違って実習や卒業研究では「知識を蓄える」重要性は低いと私たちは考えています。実習指導，卒業研究におけるパーソナル・コーチングのコツを述べます。

① 開始のセレモニーとかける時間を決める

　これからミーティングに心を集中するという意味を込めて起立し「よろしくお願いします」と礼を交わします。この後，あなたからこのミーティングにかける時間を30分とか1時間であることを伝えます。

② 最初に学生がプレゼンテーションをする

　いかなる場合でも必ず最初は学生のプレゼンテーションから始まります。学生も毎回最初に話すのは自分であると理解させます。「では君のプレゼンテーションを始めてください」で学生とのインタビューがスタートします。

③ 学生が自ら考える限定質問や拡大質問をする

　「どういうケアが必要だとあなたは考えますか？」
　「主治医がこの診断名に確定したのはどうしてだとあなたは考えるの？」
　「あなたならどちらの方法を選択する？」
　「この患者さんについてあなたの考えを聞かせて。」
　「この患者さんについてあなたが問題として考えているのは何ですか？」

④ 相手が答えるまで沈黙している

　あなたが質問している時に学生はアナライザーになります。正しい答えを言うために頭の中で一生懸命に考えを巡らしているのです。あるいはあなたが気に入る答えを探しているのかもしれません。いずれにせよ学生が口を開いて答えを言いだすまでには少々時間がかかります。あなたは学生が口を開くまで学生の顔を見つめながら沈黙を守ってください。一言あなたが答えを言い出すと学生は考えるのを止めてしまいます。せかした途端にパニックに陥ります。もし時間に制約がある時は回答を翌日までの宿題にしてください。

⑤ 詰問しない

　「どうしてこう考えたの？」「どうやったらこんなまとめ方になるの？」「なぜこの処置をしたの？」というのは「質問」に名を借りた「詰問」です。詰問は学生の口を閉ざさして，考えるのを止めさせてしまいます。

⑥ うなずく・最後まで聞く

　学生が自分の考えを述べている時は学生の言葉一つ一つにうなずきながら最後まで耳を傾けます。その時に学生が言っていることが「正しい」とか「まちがっている」かを指摘しません。うなずきながら「あなたははそのように考えているんですね」というメッセージを送ります。誤っているところを指摘するのはすべてを話し終えてからです。

⑦ 感嘆詞（！）をつけて承認する

　100点満点の答えは無理です。あるところは正しく，別のところはまちがっている，抜けているなど学生の答えはモザイクです。自分でじっくりと考えてよい成果が出ている時は「すばらしい！」「いいねえ！」「さすが君らしいね！」「よくやった！」と感嘆詞（！）をつけて承認しましょう。学生にとって教師に承認

されることはとてもモチベーションが上がります。たとえ答えがまちがっていても自分の考えを巡らせた結果なら,「よく調べたね!」「いいところをついてるね!」「惜しかったね!」とその努力を承認します。

⑧ 提案する

提案はできるだけ一つにします。それまでにできるだけ学生が自分で考えて行動プランを立てるように導きます。学生が自分で考えないようなコミュニケーションだと提案の数がどんどん増えて,しまいに提案が指示・命令になってしまいます。

「一つ提案があるのだけど聞いてみませんか?」
「こういう方法でまとめるのはどうですか?」

⑨ 次までの行動プランを考える

次に会うまでに何を用意するか,どこまではっきりさせるか,どのような面談にしたいか考え出してもらいます。

「次回までにどの問題をあなたははっきりとさせたいと思っていますか?」
「次回までにどのような準備しようとあなたは考えていますか?」
「どうすればこの情報を手に入れることができるとあなたは考えますか?」
「そのためにあなたは何をしますか?」

⑩ 「話してどうでしたか?」

ミーティングの最後に必ずこの面談がどのような価値であったか確認します。
「今日のミーティングについてあなたの感想を聞かせてください」
「ここまで話してどうでしたか?」

⑪ 終了のセレモニーをする

二人で起立し,「ありがとうございました」と一礼をして終わります。

付録 | 資料

コーチ養成機関

●(有)コーチクエスト (COACH QUEST)
東京都世田谷区深沢7-16-22 (〒158-0081)
TEL：03-5707-3701　FAX：03-5707-3719
http://www.coachquest.co.jp　seminar@coachquest.co.jp
看護師専門にコーチングプログラムを提供する会社，セミナー形式で受講する。

●Coach University
http://www.coachu.com/index.htm
米国最大手のコーチ養成プログラムを提供する会社

●コーチ21
東京都千代田区三番町8-1 (〒102-0075)
TEL：03-3237-9781　FAX：03-5275-0737
http://www.coach.co.jp/
日本でCoach Universityとの提携プログラムを提供，電話会議システムで受講する。

●The Coaches Training Institute
http://www.thecoaches.com/
米国大手のコーチ養成プログラムを提供する会社

●CTI JAPAN
東京都品川区東五反田5-16-7-302 (〒141-0022)
(問合せはメールのみ)
http://www.thecoaches.co.jp/　info@thecoaches.co.jp
日本でThe Coaches Training Instituteとの提携プログラムを提供，ワークショップ形式で受講する。

●PHP研究所
東京都千代田区三番町3-10 (〒102-8331)
TEL：03-3239-6225　FAX：03-3239-5386
http://www.php.co.jp/seminar
各種コーチングプログラムを提供，セミナー形式で受講する。

コーチング関連団体

●国際コーチ連盟
International Coach Federation (ICF)
http://www.coachfederation.org/
各国のコーチ組織をまとめる国際組織。

●日本コーチ協会 (NPO法人)
東京都千代田区三番町8-1 (〒102-0075)
TEL：03-3237-8994　FAX：03-5275-0737
http://www.coach.or.jp/

国際コーチ連盟の日本組織でコーチングの普及とコーチの支援活動をする。全国に支部がある。

著者が推薦するコーチング関連書籍
●医療系コーチング書籍
「難病患者を支えるコーチングサポートの実際」　安藤潔／柳沢厚生／真興交易出版部
「看護にいかすリーダーシップ　状況対応とコーチングの体験学習」諏訪茂樹／医学書院
「カウンセラーのコーチング術」　市毛恵子／PHP研究所

●一般・ビジネス向けコーチング
「絵で学ぶコーチング－すぐ使えるコミュニケーション・スキル50」　伊藤守／日本経団連出版部
「コーチング・バイブル」　ローラ・ウィットワース／ヘンリー・キムジーハウス／東洋経済新報社
「『コーチング』に強くなる本」　本間正人／PHP研究所
「やりたいをやるに変えるコーチング」　平野圭子／学習研究社
「はじめのコーチング　本物の『やる気』を引き出すコミュニケーションスキル」　ジョン・ホイットモア／清川幸美訳／ソフトバンクパブリッシング
「初めてリーダーとなる人のコーチング」　パトリック・J．マッケナ／デービット・H．マイスター／日経BP社
「コーチングの技術　上司と部下の人間学」　菅原裕子／講談社
「コーチングのプロが教える『ほめる』技術」　鈴木義幸／日本実業出版社
「部下を伸ばすコーチング『命令型マネジメント』から『質問型マネジメント』へ」　榎本英剛／PHP研究所
「"結果"を出す部下をつくるコーチング術」　桜井一紀／青春出版社

●セルフ・コーチング
「勝ち組になるためのセルフ・コーチング入門」　デブラ・A・ベントン／大森新一郎訳／ビジネス社
「弱さを強さに変えるセルフコーチング」　辻秀一／講談社
「自分は自分で変えられる　『理想のあなた』になるセルフ・コーチング」　小野仁美／PHP研究所

著者紹介

■柳澤厚生（やなぎさわ あつお）
1976年杏林大学医学部卒業。1987年米国ジェファーソン医科大学上席研究員。現在は杏林大学臨床内科学教授，同大学の保健センター所長を務める。医学博士。米国心臓病学会特別正会員，ニューヨーク科学アカデミー正会員，日米先端療法会議理事。日本コーチ協会理事（前会長）。日本で初めて大学院講座でコーチングを体系的に教えている。また，医療分野へのコーチング・コミュニケーションの導入を提唱。最新著書に「難病患者を支えるコーチングサポートの実際」（真興交易出版）がある。「人生設計」のコーチングを得意とする。(財) 生涯学習開発財団認定コーチ。

■日野原万記（ひのはら まき）
恵泉女学園短期大学英文科卒業後，全日本空輸株式会社で客室乗務員として5年間勤務。ビジネス専門学校での講師経験を経て2001年にオフィスグランツを設立し，人材育成のコンサルティング，研修を行う。研修では接客スタッフ研修や職場リーダーの育成研修を得意とする。技術的な指導のみならず，受講生の心理に深く訴える研修手法は医療関係や福祉関係部門から高い評価を得ている。(有) コーチクエスト・ディレクター。文部省認定接遇インストラクター。

■井原恵津子（いはら えつこ）
日本航空株式会社国際線乗務員として3年間乗務。その後，ロンドンにて6年間の海外生活を体験。1993年より（株）クオレ・コーポレーションの主任講師として，研修及び企画，営業，新人講師の育成に携わる。2001年オフィスグランツを設立し，ビジネスコーチとしての活躍の場を広げる。研修のみならず，社員教育全般にわたるコンサルティングも手がけている。民間から行政まで幅広い業種，業界の研修を手がけ，依頼先の要望を取り入れたオーダーメードの研修を得意とする。また，研修のフォローとしてコーチングを取り入れ，研修効果の持続性と自発性を高めている。(有) コーチクエスト・ディレクター。(財) 生涯学習開発財団認定コーチ。

■清野健太郎（せいの けんたろう）
1973年横浜生まれ。工業高校卒業後，通信会社にて設備保守や顧客対応，製パン機械メーカーにてパン屋開店応援員などを経験後，2002年1月プロ・コーチとして独立。PHP研究所「ビジネスコーチ養成講座」修了，CTIジャパン「コーチング・トレーニング」（計116時間）修了。対話の「場」づくりを通じて，人々に安らぎと調和をもたらすことをテーマにプロ・コーチとして活躍中。(有) コーチクエスト・ディレクター。

■磯　さやか（いそ　さやか）
東京都府中市生まれ。こどもの頃から趣味で描いていたイラストが出版社の目にとまり，本の挿し絵を担当するようになる。作家の意図を作家以上に表現すると評判が高い。日常の中の小さな幸せを大切にし，見た人がほっと和める絵を描くことを得意とする。

さくいん

和文

あ
相槌　44
あなたメッセージ　52
アナライザー　70, 71
アナライザータイプ（分析型）　91
　──との接し方　92
　──の患者　101
　──の行動パターン　91
　──の自己表現のしかた　92
　──の対人関係　92
　──の著名人　91
アンカリング　118, 122
　──の事例　120
医師対患者のトラブル　10
位置関係　37
医療界への「コーチング」の導入　10
医療情報　12
医療分野におけるコーチング　8
インガム，ハリー　107
うなずき　44
栄養指導　14
オープン・クエスチョン　58

か
解決指向のコミュニケーション手法　28
開放領域　109
学習　27
拡大質問　57, 58
隠れた領域　109
過去質問　58
環境　36
聴く　40
聞く　40
距離　38
記録係　138
クイック・コーチング　130
グループ・コーチング　18, 145
クローズド・クエスチョン　58
経験知　16, 17
傾聴　5, 24, 40, 42, 62, 99, 111, 130
　──の効果　42
　──の効果的スキル　42, 49
現実的な目標　31
限定質問　57, 58
5分間クイック・コーチングのポイント　132
　──の流れ　130
肯定質問　60
行動　27
コーチ　6
　──の役割　55
コーチング　2, 5, 6, 14, 22, 24, 28, 118
　──技術　24
　──とビジネス　6
　──に理想的な環境　36
　──の基本ステップ　40, 130
　──の基本プロセス　123
　──の語源　6
　──のスキル　5
　──のスタイル　145
　──の成果を上げるコツ　42
　──のテーマ　5
　──の目的　147
コーチング・クエスチョン　55
コーチング・コミュニケーション
　　　　　　2, 10, 15, 16, 22
コーチング・サポート，がん患者への　9
コーチング・スタイルの会議　144
　──の具体的な進め方　136
　──の流れ　136
コーチング・セミナー　145
ゴール　24, 123, 132
　──イメージ　24
コミュニケーション　104
　──に使われる時間　105
　──のトラブル　10
コミュニケーション・スタイル・インベントリー　70

コントローラー　68, 71
コントローラータイプ（支配型）　75
　——との接し方　76
　——の患者　97
　——の行動パターン　75
　——の自己表現のしかた　76
　——の対人関係　76
　——の著名人　75

さ

サポーター　70, 71
サポータータイプ（支援型）　86
　——との接し方　88
　——の患者　100
　——の行動パターン　86
　——の自己表現のしかた　88
　——の対人関係　88
　——の著名人　86
支援型　70, 86
司会　138
時間　37
自己解決能力　22
指示　22
実習・卒業研究のパーソナル・コーチング　147
質問　5, 22, 24, 55, 56, 111, 112, 130
　——の種類と特徴　57
指導　14
支配型　68, 75
障害　26, 133
状況のリフレーミング　116
上司と部下の関係　16
承認　5, 24, 50, 111, 112, 122, 130
　——の種類　50
　——の伝え方　52
　——のポイント　52, 54
職場での事例　121
ジョハリの窓　107, 108
親密感　33
スクリプター　138
ストレッチ目標　31
スミス，V　104
スワンソン，M　104

生活指導　14
セルフ・コーチング　5
選択質問　58
促進型　70, 80

た

タイプ別コーチング　68
タイムキーパー　138
知識量　16, 18
強み　26, 133
提案　5, 24, 62, 64, 65, 111, 112, 120, 130, 133
　——の効果的なスキル　62, 66
時計係　138

な

ナースによるコーチング　8
内容のリフレーミング　117
21世紀型のナース　14

は

パーソナル・コーチング　145
　——のコツ　147
パーソナル・スペース　38
場所　36
発表係　138
話す　22
場の理論　36
否定質問　60
比喩　111, 112
フィードバック　27, 109
服薬指導　14
プリゼンター　138
プロモーター　70, 71
プロモータータイプ（促進型）　80
　——との接し方　82
　——の患者　99
　——の行動パターン　80
　——の自己表現のしかた　82
　——の対人関係　82
　——の著名人　80

分析型　70, 91
閉口質問　58
ペーシング　33
ボディランゲージ　105

ま

未知の領域　109
ミラーリング　33, 35
未来質問　58
命令　22
メラビアン, A　52
メラビアンの法則　106
盲点の領域　109
目的　28
目標　24, 28, 123
目標管理制度　32
目標設定　28
　──の条件　28
問題解決方法　22

や

4つのタイプ分け　68, 97
「4つのタイプ分け」早見表　71

ら

ラフト, ジョセフ　107
ラポール　33, 56, 130
リーダーシップ　18
リーダーシップ力　16
リーディング　33
リフレーミング　114
　──の事例　114
　──の種類　116
レナード, トーマス　6
レビン, クルト　36

わ

私メッセージ　54
私たちメッセージ　54

欧文

Communication Style Inventory 簡易版　72
CSI　70
GROWモデル　123
MBO　32
SMARTの原則　28